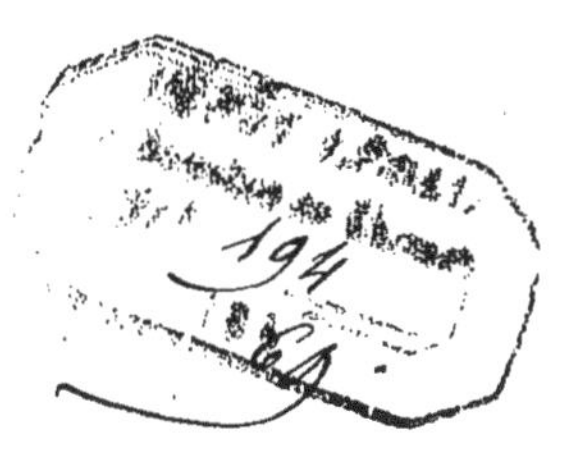

MÉMOIRE

POUR SERVIR DE BASE

A

UNE NOUVELLE MÉTHODE DE TRAITEMENT

DE

LA GOUTTE

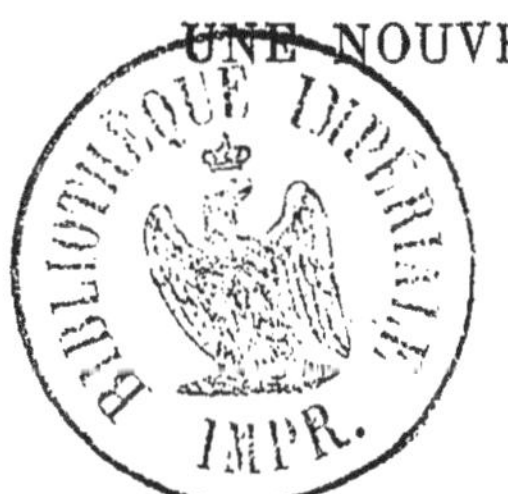

MÉMOIRE

POUR SERVIR DE BASE

A UNE

NOUVELLE MÉTHODE DE TRAITEMENT

DE

LA GOUTTE

PAR

Le Dr FONTAINE

PARIS
J.-B. BAILLIÈRE & FILS
LIBRAIRIE DE L'ACADÉMIE IMPÉRIALE DE MÉDECINE
Rue Hautefeuille, 19.

1869

TYPOGRAPHIE ET LITHOGRAPHIE CAYER ET COMP[ie]
Rue Saint-Ferréol, 57.

MÉMOIRE

POUR SERVIR DE BASE

A

UNE NOUVELLE MÉTHODE DE TRAITEMENT

DE

LA GOUTTE

Comme l'indique son titre, ce travail n'est point une monographie de la goutte.

Cette tâche revient à de plus autorisés que nous. A l'heure qu'il est, nous ne possédons pas encore une histoire médicale complète de cette maladie. Cependant, nous devons reconnaître que depuis une vingtaine d'années, grâce aux travaux de quelques chercheurs infatigables, grâce surtout aux progrès de la chimie organique, la question de l'origine de la goutte s'est considérablement éclairée. Quelques points restent encore obscurs, litigieux, mais enfin nous connaissons un être matériel dont la présence dans l'organisme nous donne l'explication logique des phénomènes qui se déroulent sous son influence, et dont l'enchaînement constitue la goutte.

D'où vient cette matière? Quel est son mode de formation? A quelles réactions intimes doit-on la rapporter? Peut-on, dans une certaine mesure, entraver la formation de ce produit, en diminuer la proportion quand il existe en excès? Ce sont autant de questions sur lesquelles on n'est pas d'accord.

N'est-ce pas d'ailleurs une bonne fortune, malheureusement trop rare en médecine, que de tenir enfin une entité morbide (*materia peccans*) à laquelle se rapportent presque tous les symptômes observés, et ne doit-on pas poursuivre par tous les moyens que la science moderne met à notre disposition, l'origine, la formation chimico-physiologique de cette matière dans l'organisme? Plût à Dieu que nous eussions, pour les autres maladies, un fil conducteur comme nous le possédons ici! En effet, toutes les maladies doivent avoir leur point de départ dans un trouble, un dérangement quelconque des phénomènes de réaction de la matière organique. Nous ne saurions en douter pour les maladies infectieuses. Celles-ci reconnaissent certainement pour cause l'absorption d'un principe toxique, probablement spécial pour chacune d'elles, et qui donne lieu dans l'organisme à une déviation, à une perversion des réactions moléculaires intimes dont la série harmonique constitue l'état d'équilibre que nous appelons santé. Il s'agit de saisir, d'analyser ce principe spécial. Mais l'excessive ténuité de ces matières, leur nature, qui est probablement celle des ferments, leur extrême mobilité, leur faculté de se reproduire par le phénomène de contact, sont autant de difficultés pour qu'on arrive à les saisir, à les étudier, à en connaître l'origine, le développement, les habitudes, et par suite, le moyen de les combattre.

Est-ce à dire, pour cela, qu'on doive renoncer à les poursuivre? Au contraire. Nous croyons fermement que l'avenir de la médecine est là tout entier; nous croyons qu'on finira par découvrir des procédés, des réactifs qui nous permettront de saisir, d'étudier ces êtres jusqu'à présent insaisissables.

Qui nous eût dit, il y a quinze ans, toutes les merveilles de l'analyse spectrale, dont les procédés ont permis de découvrir, dans une foule de corps, la présence de matières qui n'y auraient jamais été soupçonnées, attendu qu'elles y existent dans des proportions telles qu'elles peuvent à peine être exprimées par des chiffres. Bien plus, l'analyse spectrale nous a dévoilé la nature de corps situés à plusieurs millions de lieues de nous, l'atmosphère du soleil, par exemple.

La matière est notre domaine; nous devons l'exploiter, l'étudier, la travailler dans tous les sens. Chercher, telle doit être notre loi. Des faits, rien que des faits. Les théories ne doivent venir qu'après et en sortir tout naturellement. C'est d'après ces principes que nous essaierons de procéder dans ce travail.

Et d'abord, commençons par l'exposé de l'attaque normale, de l'accès aigu, lequel caractérise vraiment la goutte, lui donne son cachet spécial, toutes les autres manifestations pouvant se confondre plus ou moins avec des symptômes appartenant à d'autres affections. L'accès aigu fait de la goutte un des types les mieux définis des maladies constitutionnelles.

Accès aigu.

Nous n'entendons pas décrire ici tout le *processus* nosologique de l'accès de goutte aiguë. Plusieurs auteurs nous ont laissé des descriptions remarquables à ce sujet, et le célèbre professeur Trousseau en a tracé le tableau dans un style d'une véritable éloquence. Pour nous, nous devons nous borner à faire ressortir les traits principaux qui importent à la théorie de l'origine de la goutte.

Reconnaissons tout d'abord que le premier accès de goutte n'est précédé par aucun symptôme constant, bien défini. La confusion des auteurs à cet égard en est la preuve. Graves affirmait qu'il n'existe réellement pas de prodrômes; Sprengel prétendait le contraire.

Parmi les praticiens modernes on trouve une divergence extraordinaire. Les uns rapportent les prétendus symptômes prodrômiques à une dépression du système nerveux; les autres, à une surexcitation de ce même système. Quelques-uns ont été jusqu'à reconnaître comme prodrômes, un changement quelconque dans l'état de santé habituel, soit en bien, soit en mal; comme si la vie de chaque individu n'était pas sujette à ces alternatives de bien et de mal. Comment, alors, constater la nature et le degré du changement qui annonce l'attaque?

Quelques médecins ont prétendu que si, en général, les malades n'accusent aucun signe précurseur de leur première attaque, c'est qu'on néglige, la plupart du temps, d'appeler leur attention sur certains troubles fonctionnels qui auraient pu, qui auraient dû les éclairer s'ils avaient été en garde. D'autres médecins affirment qu'en questionnant les malades avec insistance, on finit toujours par leur faire reconnaître quelques signes plus ou moins accusateurs de l'attaque qui les menaçait, la dyspepsie, par exemple, dont on a prétendu faire le signe le plus constant de la diathèse arrivée à son *summum* de développement.

Peut-être a-t-on raison pour les accès ultérieurs, alors

que la maladie a de la tendance à passer à la forme chronique? Mais, pour le premier accès, il semble bien établi qu'il n'existe vraiment pas de symptômes prodrômiques constants, fixes, bien déterminés, si ce ne sont ceux d'une autre diathèse dont nous aurons à démontrer la relation intime avec la diathèse goutteuse. Nous voulons parler de la diathèse urique. Nous sommes persuadé que, plus les observations se multiplieront, plus on se convaincra que la diathèse goutteuse n'est que la diathèse urique exagérée, et se manifestant par des symptômes spéciaux.

Quoiqu'il en soit, reconnaissons que, dans le plus grand nombre de cas, le premier accès éclate inopinément par une douleur articulaire violente, le plus souvent pendant la nuit. Cette douleur est caractéristique; tous les malades sont d'accord pour reconnaître qu'ils n'en ont jamais éprouvé de semblable. Les comparaisons dont ils se servent pour essayer de faire comprendre cette sensation nouvelle prouvent bien la nature toute spéciale de cette douleur. Pour les uns, c'est une morsure; pour les autres, un écrasement, des milliers de piqûres, la pression d'un étau, etc. Le mouvement devient impossible, et cependant ce ne sont pas les muscles qui sont affectés. Tout attouchement, le plus léger frôlement, même la menace du plus petit ébranlement, deviennent affreusement douloureux. A la douleur viennent bientôt s'ajouter les autres symptômes de l'inflammation, la rougeur, la tuméfaction. Les veines qui entourent l'articulation affectée, se gonflent. La partie prend une coloration rose ou violacée; quelquefois il se forme des ecchymoses; parfois une fluctuation apparente ou réelle, alors il existe un excès de liquide dans la synoviale (Gairdner).

Les symptômes généraux, la fièvre, sont en raison des phénomènes locaux. Généralement, il y a rémission vers le matin, et exacerbation la nuit. L'accès se continue ainsi avec des périodes alternatives d'exacerbation et de calme relatif et dure de cinq à six jours jusqu'à quinze ou vingt, si la médecine n'intervient pas. L'accès aigu se compose donc, pour ainsi dire, d'une série de petits accès.

Les symptômes locaux continuent leur évolution, l'œdême s'étend successivement; presque toujours, à la suite, survient une desquamation superficielle. Pas de suppuration, et c'est là un caractère essentiel; les accès goutteux n'y contredisent pas; ils ne sont que la conséquence de l'irritation mécanique occasionnée par les dépôts ultérieurs. Quant aux autres symptômes pendant l'attaque, ils sont très-variables. En général, toutes les sécrétions sont excessivement paresseuses; elles deviennent de plus en plus actives à mesure que l'accès tire à sa faim.

Les urines diminuent considérablement pendant l'accès, comme dans tout accès de fièvre; elles sont foncées en couleur et déposent de nombreux sédiments. Vers la fin de l'accès, la couleur devient de plus en plus pâle, et bien qu'augmentant considérablement de quantité, sa densité augmente. (Tous les observateurs sont d'accord sur ce point.) Les sédiments se montrent beaucoup plus abondants que dans toute autre affection fébrile; c'est la composition de ces sédiments qui importe surtout à la question que nous avons en vue.

Ordinairement, ce premier accès ne laisse pas de traces extérieures; l'articulation reprend son élasticité; rarement elle conserve quelque rigidité. Quand l'œdême persiste, il n'est le plus souvent que l'effet d'un mauvais traitement, de l'application de sangsues, par exemple. D'après M. le professeur Trousseau, les cas d'ankylose après un premier accès sont extrêmement rares.

En résumé, comme caractère du premier accès de goutte aiguë : invasion brusque, œdême, desquamation; pas de suppuration ; réaction fébrile proportionnelle à l'intensité de l'inflammation locale, au nombre d'articulations envahies.

Tel est le type régulier; c'est la goutte légitime, goutte sthénique de quelques auteurs. Si nous recherchons maintenant quelles sont les articulations sur lesquelles débute de préférence ce premier accès, nous trouvons une sorte d'élection pour l'articulation métatarsienne du gros orteil. D'après une statistique de Scudamore, sur 512 cas, 341 ont débuté par cette articulation. Les observations des autres praticiens confirment celles de Scudamore. Dans les trois quarts à peu près des cas observés, le premier accès s'est montré sur cette articulation du gros orteil. Le plus souvent, quand c'est une autre articulation qui est envahie la première, l'attaque est le résultat d'une cause traumatique. Dans des cas extrêmement rares, plusieurs articulations sont prises à la fois; l'accès, alors, n'a plus le même caractère; il dure généralement plusieurs semaines, quelquefois plusieurs mois. C'est la goutte généralisée, goutte à paroxysmes successifs de Trousseau. Tous les symptômes de réaction sont amoindris; ce n'est plus la forme aiguë, mais bien la forme chronique.

Autres formes d'accès.

Gairdner admet trois types d'accès subordonnés aux changements que subit la constitution sous l'influence de la maladie elle-même. Le premier type est celui dont nous venons de tracer le tableau ; c'est l'attaque normale. Le sujet, après l'accès, recouvre sa santé complète, et les produits pathologiques semblent entièrement résorbés. Les deux autres types répondent, l'un à la forme chronique, l'autre à la forme atonique. Mais l'essence de la maladie est la chronicité. Bien que se manifestant par des accès aigus, elle est incontestablement chronique; les expressions d'aiguë, de chronique, d'atonique , ne doivent se rapporter qu'aux manifestations extérieures , c'est-à-dire , aux accès.

Dans la forme aiguë, l'intervalle entre le premier et le second accès est quelquefois considérable. Dans des cas extrêmement rares, tout se borne à ce premier accès; la maladie ne reparaît plus. Le plus souvent l'intervalle du premier au second accès est d'une année ou de six mois, et alors le second accès et les subséquents coïncident généralement avec le changement de saison. Les nouveaux accès se montrent le plus souvent sur les articulations primitivement envahies, suivent la même marche avec des intervalles de santé. Mais à mesure que le sujet vieillit, les accès se rapprochent. La maladie tend à passer à la forme chronique. De nouvelles articulations sont successivement envahies le plus généralement, dans l'ordre de leur position par rapport au centre; d'abord, les orteils, puis le cou-de-pied, les chevilles, les genoux, les poignets, les mains, les hanches. Les accès sont plus longs; la réaction est moins forte. La constitution s'altère évidemment; les troubles fonctionnels s'accusent de plus en plus; la dyspepsie, les palpitations, les troubles nerveux divers, etc.; c'est la forme chronique.

Plus tard, l'affaiblissement fait de nouveaux progrès;

la constitution s'affaisse de plus en plus; les phénomènes locaux manquent ou sont masqués, effacés par des phénomènes accidentels. Le siége, la marche, tout varie. Il n'existe que peu ou point de réaction; c'est la forme atonique ou asthénique.

Enfin la dépression générale atteint son maximum; c'est une véritable cachexie; c'est alors que les maladies intercurrentes prennent un caractère d'extrême gravité. A cet état, la goutte et le diabète se rapprochent et se confondent.

Il est évident qu'entre ces trois degrés ou types, il existe une foule de nuances, suivant la constitution, l'âge, le sexe, le climat, etc. Ainsi la forme chronique peut se montrer d'emblée; c'est surtout dans la goutte héréditaire, chez les sujets de constitution faible, particulièrement chez les femmes, que l'on observe ce cas. Mais le plus souvent, comme nous l'avons dit, la forme chronique se montre à la suite de plusieurs attaques régulières, et sous l'influence de causes diverses.

C'est surtout dans la goutte qui débute sous sa forme chronique que nous trouvons ces concrétions particulières, appelées tophus, qui se montrent le plus souvent au voisinage des articulations envahies, mais quelquefois sur d'autres parties du corps très éloignées des articulations et dont nous aurons à étudier la nature, le développement et la composition.

Nous venons de tracer les principaux caractères des accès qui correspondent aux trois types de la goutte dite régulière; mais il existe une foule de formes anomales, irrégulières, larvées, lesquelles peuvent simuler des affections diverses, bien que provenant évidemment de la diathèse goutteuse.

Goutte viscérale.

M. Charcot, médecin de la Salpétrière, dans ses belles *Leçons sur les maladies des vieillards* (Paris, 1868), a discuté et analysé avec un talent remarquable ces formes anomales, irrégulières de la goutte dite viscérale, question si importante au point de vue des métastases, des rétrocessions.

Nous empruntons au travail de M. Charcot quelques traits principaux de cette forme de la goutte, qui importent spécialement à l'objet que nous nous proposons, la discussion de l'origine de la diathèse.

Qu'est-ce que la goutte viscérale? La goutte peut-elle envahir les différents viscères, l'estomac, le foie, le cerveau, etc.? Cela n'est pas douteux, mais on a bien souvent confondu avec elle certaines affections intercurrentes. La goutte viscérale, dit M. Charcot, ne doit être rapportée qu'aux phénomènes morbides qui sont sous la dépendance immédiate de la diathèse goutteuse.

Ici M. Charcot établit deux groupes:

Le premier groupe comprend les cas où l'on n'observe que des troubles fonctionnels; le second, ceux où l'on a pu constater des lésions organiques.

Au premier groupe appartiennent les formes que l'on a appelées *goutte larvée, rétrocédée, mal placée*. Là où cette forme se décèle de la façon la plus évidente, c'est quand surviennent chez un goutteux des accidents vers l'estomac, accidents qui disparaissent quand une articulation se prend, qui reparaissent de nouveau à l'estomac si l'articulation se dégage. Garrod cite un cas de convulsions épileptiformes qui disparaissaient dès que les phénomènes articulaires goutteux se montraient. Ces troubles paraissent purement dynamiques ; après ces manifestations, c'est tout au plus si l'on a pu constater quelques modifications superficielles des tissus ; dans quelques cas, cependant, on a trouvé le cachet spécial de l'invasion goutteuse, comme nous le dirons tout à l'heure quand nous parlerons de l'anatomie pathologique.

On comprend, d'ailleurs, que la gravité des manifestations varie suivant le viscère envahi. Le caractère de ces affections est d'être essentiellement mobile. Elles peuvent exister avec les accidents articulaires, les précéder ou les suivre. Le plus souvent, elles alternent avec eux. Quand elles sont antérieures à toute manifestation articulaire, la goutte est dite *larvée*. Quand elle succède à l'articulaire, c'est la goutte *remontée* ou *rétrocédée*. Celle-ci est ordinairement produite par une cause extérieure, quelquefois par une mauvaise médication, l'application du froid, de sangsues, par exemple.

La goutte larvée peut-elle exister indéfiniment sans autres manifestations extérieures? Cela est certain ; mais alors le diagnostic devient très-difficile. Toutefois quelques indices peuvent mettre sur la voie, l'hérédité, par exemple, ou bien quelques manifestations très-faibles, très-obscures, comme de petits élancements dans les articulations.

Pour nous, les signes qui nous paraissent avoir le plus de valeur sont ceux qui sont fournis par la diathèse urique, comme nous essaierons de le démontrer plus tard.

Au second groupe, avons-nous dit, appartiennent les cas où il existe des lésions organiques. Y a-t-il une ligne de démarcation bien précise entre ces deux groupes?

Cela n'est pas probable; le trouble fonctionnel ne doit être que le premier degré de la modification de texture.

Nous ne saurions entrer dans la description des symptômes appartenant aux formes diverses de la goutte viscérale, la goutte de l'estomac, du foie, du cœur, du cerveau. Nous devons rappeler seulement que beaucoup d'affections ont dû être confondues avec ces formes anomales, les coliques hépathiques, par exemple, les coliques néphrétiques, les indigestions graves, etc. C'est ce qui a conduit quelques auteurs à nier la goutte de l'estomac. Nous verrons plus tard que la diathèse urique peut jusqu'à un certain point, donner l'explication de ces faits. En effet, on a pu produire chez des animaux des phénomènes analogues à ceux de la diathèse urique, et à l'autopsie on a trouvé dans le liquide gastrique de l'urate de soude, et les follicules de l'estomac étaient chargés de ce sel. Cette pénétration d'urates n'explique-t-elle pas les lésions organiques? ce qui semble confirmé, d'ailleurs, par les quelques nécropsies que l'on possède. On trouverait là l'explication de ces paralysies, de ces affaiblissements de l'estomac observés par Scudamore, par Brigton. Et d'ailleurs, les troubles fonctionnels ne doivent-ils pas, à la longue, déterminer des lésions permanentes?

Nous aurons à rechercher la liaison qui rattache ces formes anomales à la diathèse goutteuse, mais auparavant, il est indispensable de résumer dans un tableau succinct l'état actuel de nos connaissances sur les désordres organiques laissés dans l'économie par la maladie dont nous venons de tracer les manifestations extérieures. C'est le point essentiel pour l'objet que nous nous proposons dans ce travail, la discussion de l'origine de la diathèse elle-même.

Anatomie pathologique.

L'Angleterre est aujourd'hui la véritable patrie de la goutte. Nous aurons à recherche plus tard si l'on peut, jusqu'à un certain point, expliquer cette élection de la goutte pour l'Angleterre. Pour le moment, reconnaissons qu'étant très-répandue dans ce pays, ce sont surtout les médecins anglais qui ont été à même d'étudier l'anatomie pathologique de cette affection.

En tête de ces médecins, nous devons citer Garrod, qui, depuis vingt-cinq ans, poursuit ses recherches sur la goutte, et à qui la science doit la plus grande partie de ses découvertes ; c'est de son travail que nous extrayons la plupart des faits que nous allons exposer.

D'après Garrod, la moindre manifestation goutteuse laisse son cachet sur le tissu envahi. Ce cachet est le dépôt d'une certaine quantité d'urate de soude.

Quand c'est une articulation qui a été prise la première, comme c'est le cas le plus ordinaire, c'est le cartilage diarthroïdal qui est d'abord envahi par ce dépôt d'urate.

D'après Garrod, le sel se loge dans l'intervalle des cellules ; d'après MM. Cornil et Charcot, dans l'intérieur même des cellules ; d'abord vers le centre du cartilage, aussi loin que possible des insertions de la synoviale qui s'arrêtent au pourtour du cartilage d'encroûtement. Notons ce lieu d'élection du dépôt; il a lieu vers le centre du cartilage, là où se trouvent le moins de vaisseaux. La synoviale et l'os sont éminemment vasculaires; le dépôt se fait au centre du cartilage, le plus loin possible des insertions de la synoviale, à la surface, pour s'éloigner le plus possible de l'os.

Plus tard, à mesure que les accès se multiplient, la synoviale est envahie, d'abord les appendices des franges, moins riches en vaisseaux, enfin la synoviale elle-même, dans les cellules epithéliales.

Le dépôt s'étend de proche en proche; il gagne les ligaments, les tissus étrangers à l'articulation, les tendons, les bourses synoviales, et, enfin, le tissu cellulaire voisin, où il donne lieu à ces amas auxquels on a donné le nom de *tophus*.

Tous ces dépôts extérieurs à l'articulation correspondent à un état de plus en plus avancé de saturation, mais toujours consécutif à l'envahissement du cartilage diarthroïdal.

Les dépôts, avons-nous dit, sont constitués à peu près uniquement par l'urate de soude. A l'œil nu, la matière est amorphe ; elle ressemble à une bouillie de plâtre. Mais si on l'étudie au microscope, et mieux, au polariscope, on la trouve composée de cristaux aciculaires à pointes extrêmement fines. Si l'on traite la matière par l'acide chlorhydrique ou l'acide acétique, on obtient les cristaux caractéristiques de l'acide urique, en rhomboëdres.

Le cartilage lui-même, traité par l'eau froide, puis par l'alcool, et enfin par l'eau chaude, devient transparent; le dernier traitement par l'eau chaude laisse déposer des cristaux rhomboëdriques d'acide urique pur. Le cartilage, débarrassé de la matière qui l'incrustait, n'offre aucune altération.

Nous ne parlerons pas des autres lésions qui peuvent survenir dans l'articulation par les progrès de la maladie, de ces lésions, par exemple, analogues à celles de l'arthrite sèche; de l'usure des cartilages, des ulcérations, des bourrelets osseux, des vraies ankyloses osseuses même, comme l'ont observé Garrod et Trousseau, toutes lésions mal étudiées, mal définies encore, et dont quelques-unes pourraient bien être rapportées au rhumatisme et non à la goutte.

Pour nous, le fait capital est le dépôt d'urate dans l'articulation, dépôt qui se fait seulement dans l'articulation envahie, les autres restant intactes; dépôt qui persiste après l'accès et sur lequel chaque accès subséquent vient ajouter une nouvelle couche de matière. C'est là le cachet propre à la goutte; il n'existe jamais dans le rhumatisme.

Nous avons dit que les dépôts d'urates peuvent se former à l'extérieur des articulations. C'est sur les tendons qu'on les observe le plus souvent, sur le tendon d'Achille, plus particulièrement; ensuite sur le périoste, mais jamais dans le tissu osseux; dans les bourses séreuses des articulations, dans le tissu cellulaire sous-cutané et même dans l'épaisseur de la peau.

Ces dépôts sous-cutanés ont une grande importance comme symptomatologie, parce qu'on peut les observer pendant la vie. Ils sont très-faciles à distinguer des tumeurs osseuses provenant du rhumatisme articulaire aigu. Ce sont des tumeurs crayeuses, d'abord molles, fluctuantes; peu à peu elles prennent de la consistance et finissent par devenir complètement dures. Elles consistent presque uniquement en urate de soude avec des traces d'urate et de phosphate de chaux, d'apparence amorphe, avons-nous dit, mais, en réalité, composées de fines aiguilles cristallines.

Ces tumeurs (tophus) se montrent surtout aux articulations des mains, du côté de l'extension, au gros orteil, au coude, etc. Elles sont pédiculées ou sessiles, bosselées, mobiles; la plupart du temps, au voisinage des jointures, mais sans reposer sur elles. La peau qui les recouvre est presque toujours lisse, luisante, transparente; rarement opaque, d'un blanc mat.

Ces concrétions, dans quelques cas, se frayent un passage à travers la peau, et sont expulsées sous forme de masses sèches, sans suppuration, sans aucune espèce de sécrétion morbide, ou bien elles se montrent immédiatement sous l'épiderme qu'elles traversent sans laisser de cicatrices. Au contraire, les concrétions profondes donnent lieu souvent à des abcès, lesquels s'ouvrent toujours en dehors, et laissent écouler un liquide purulent, qui renferme, tantôt des noyaux solides, tantôt une bouillie blanche calcaire. Souvent la cavité de l'abcès, sous forme d'ulcère atonique, reste très-longtemps sans se fermer, et donne issue, par intervalles, à des masses semblables à la première. Ces abcès, en s'ouvrant, amènent généralement du soulagement, au moins pour les mouvements de l'articulation. Mais c'est à tort qu'on les a considérés comme favorables à l'état général. La suppuration doit être toujours regardée comme un symptôme fâcheux.

Au point de vue du diagnostic, les concrétions tophacées du derme ont un intérêt spécial. Scudamore avait déjà attiré l'attention sur les tophus de l'oreille. Plus tard, Cruveilher fit la même observation et Garrod les a observés dans une foule de cas. Ce sont de petits dépôts, tout au plus gros comme une lentille, qui se montrent généralement sur le bord de l'hélix, quelquefois sur l'anthélix, lesquels peuvent se présenter avant l'apparition de toute manifestation goutteuse, et révéler, dès lors, l'invasion plus ou moins prochaine de la maladie. M. Charcot a observé un cas de tophus à l'oreille, un an avant l'explosion du premier accès; Garrod cite un cas de tophus, cinq ans avant l'explosion.

Nous avons, sous ce rapport, un cas d'observation personnelle plein d'intérêt : une dame de quarante ans avait été traitée, à deux années d'intervalle, pour rhumatisme aigu. Cette dame reconnaissait que la goutte avait existé chez ses ascendants paternels : examinée avec soin, elle nous présenta sur la paupière droite un petit tophus de la grosseur d'un grain de millet. Avec la pointe d'une lancette, nous fîmes une petite ouverture à l'épiderme et nous pûmes recueillir sur une lame de verre assez de matière pour que l'épreuve chimique nous donnât la réaction caractéristique de l'urate de soude. Du reste, les articulations des doigts étaient manifestement engorgées, et ces engorgements dataient de la première attaque de prétendu rhumatisme.

Après l'oreille, les parties les plus sujettes à présenter des tophus sont les paupières, les ailes du nez, la paume des mains, les corps caverneux. Sur tous ces points, on a observé des dépôts cutanés, quelquefois avant toute manifestation du côté des articulations. Mais ce sont là des exceptions; les phénomènes articulaires précèdent presque toujours les manifestations extérieures.

Anatomie pathologique de la Goutte viscérale.

Si l'on possède peu d'autopsies de la goutte articulaire, il en existe bien moins encore pour la goutte viscérale. Le peu que nous en connaissons nous vient des médecins anglais, et encore, se rapportent-elles presque toutes à la néphrite goutteuse, la seule aujourd'hui dont l'anatomie pathologique nous soit bien connue.

Quand, à la suite d'une attaque de goutte viscérale, il n'y a pas eu mort, il est probable qu'il n'y a eu sur l'organe envahi que des lésions superficielles, peut-être même que des troubles fonctionnels. On comprend, dès lors, que l'anatomie pathologique fasse ici complètement défaut. On possède cependant quelques observations dues à Budd, à Perry. Ces deux praticiens ont eu l'occasion d'observer des cas de mort après une attaque de goutte à l'estomac, et l'autopsie leur a présenté des altérations plus ou moins profondes de la muqueuse. D'autres autopsies, après des accès de goutte au cerveau, au cœur, ont présenté, pour le premier, les lésions ordinaires de l'hémorrhagie cérébrale ; pour le second, des ruptures du cœur. D'autres lésions ont été signalées, la dégénérescence graisseuse des parois du cœur (Lobstein Edwards) ; les fibres valvulaires étaient impregnées d'urate de soude.

Bence Jones, Landerer ont trouvé l'urate de soude dans les parois de l'aorte et dans les ramifications bronchiques. Jusqu'ici rien de bien constaté pour le cerveau; cependant Gairdner rapporte plusieurs cas d'inflammation du cerveau, même des cas d'apoplexie, dont la cause, suivant lui, ne pouvait être attribuée qu'à la pression occasionnée par des concrétions d'urate trouvées dans les membranes interne et externe. C'est à des apoplexies de cette nature qu'il semble qu'on doive rapporter ces cas où l'on a en vain cherché un épanchement sanguin ou toute autre lésion, et que l'on a appelés paralysie dynamique du cerveau, apoplexie nerveuse, expressions qui démontrent bien l'ignorance où l'on était de la véritable nature de l'affection.

Même observation pour la moelle épinière : Albert a signalé des concrétions dans l'enveloppe de la moelle. Graves en a trouvé sur les racines des dents.

Nous avons dit que pour le rein seul l'anatomie pathologique est bien connue. Outre la gravelle du rein, si bien décrite par Rayer, et qui appartient spécialement à la diathèse urique, nous connaissons la néphrite goutteuse proprement dite, le rein goutteux des Anglais. Told et Garrod, surtout, ont fourni des observations nombreuses sur le rein goutteux. Ils ont trouvé l'urate de soude sur la surface du rein, dans la substance tubuleuse, jamais dans la corticale, quelquefois dans les mamelons. Garrod l'a trouvé dans les intervalles des tubes urinifères, Charcot et Cornil dans les cavités des tubes eux-mêmes.

Nous ne parlerons pas des altérations organiques du rein, qui semblent être le résultat de cette pénétration d'urate. Ces altérations ont été bien décrites par Garrod, par Traub, par Charcot. Nous dirons seulement qu'en dehors de la néphrite parenchymateuse, presque en tout analogue à la maladie de Bright, il existe une néphrite interstitielle qui est spéciale à la goutte. Tous les cas de goutte invétérée présentent à l'autopsie une altération plus ou moins profonde du rein; les altérations peuvent même exister de bonne heure, quelquefois après quelques accès seulement. Nous ne parlerons pas, non plus, des accidents qui peuvent se développer sous l'influence de cet état du rein, l'œdême, l'urémie, l'apoplexie cérébrale, l'hypertrophie du cœur. Nous devons, toutefois, faire observer que, bien que les désordres organiques du rein goutteux, en dehors des dépôts d'urate, puissent plus ou moins ressembler à ceux qui proviennent de l'albuminurie de Bright, la néphrite goutteuse se montre d'une bénignité relative bien remarquable. Nous rechercherons si l'on ne peut pas assigner une cause à ce fait, en apparence étrange.

Nous venons de passer rapidement en revue les lésions anatomiques de la goutte, au moins celles bien connues, et nous devons reconnaître que l'étude en est à peine commencée. Ajoutons à ces considérations sur ces lésions anatomiques humaines, quelques faits de pathologie comparée, qui sont de nature, nous pensons, à jeter quelque jour sur la question.

Bien que jusqu'à présent on n'ait pu constater chez les animaux aucun des phénomènes morbides qui caractérisent la goutte chez l'homme, quelques-uns, cependant, ont présenté des dépôts d'urates analogues à ceux qui forment les tophus de l'homme. Jusqu'à ce jour, on n'en a pas observé chez les mammifères, mais chez les oiseaux et les reptiles il n'est pas rare d'en rencontrer. Chez ces animaux, comme l'a démontré Davy, le travail de désassimilation ne produit pas d'urée, mais bien des urates, surtout de l'urate d'ammoniaque. On sait que les excréments du serpent boa sont presque exclusivement formés par ce dernier sel. Le guano, cet engrais précieux que l'Europe va chercher dans les îles de l'Amérique méridionale, est aussi, en grande partie, composé d'urate d'ammoniaque. Le guano n'est autre chose que les excréments des oiseaux qui peuplent ces contrées.

Androvani a signalé de véritables tophus autour des doigts des perroquets. Bertin, d'Utrecht, en a signalé chez les mêmes oiseaux, autour des articulations. Pagenstecher a fait la même observation chez des reptiles; Bertin, chez des ophidiens. Il a trouvé chez des tortues de véritables lésions articulaires et rénales avec dépôt d'urates.

Nous reviendrons sur ces faits quand nous discuterons la question de théorie d'origine.

Chez les animaux comme chez l'homme, tous les composés uriques doivent être expulsés par les urines. L'urine provient du sang; les reins, véritables cribles, ont pour fonction d'extraire tous les matériaux inutiles ou nuisibles. Si l'acide urique et les urates jouent un rôle considérable, sinon exclusif, dans le développement de la goutte, c'est dans ces deux liquides, urine et sang, qu'il convient surtout d'étudier ces composés, de suivre leur origine, leur marche, leur rôle physiologique. En effet, l'état du sang et de l'urine semble dominer toute la nosologie de la goutte.

Hématologie.

Depuis la découverte de l'acide urique par Scheile, dans les calculs de l'homme; depuis les analyses de Wollaston, qui démontrèrent que les concrétions goutteuses étaient presque entièrement constituées par l'urate de soude, Forbes, Holland, en Angleterre, Janh en Allemagne, Cruveilher et Rayer en France, ont admis la présence de l'acide urique dans le sang des goutteux.

L'acide urique existe normalement dans le sang, cela ne fait pas doute aujourd'hui. Mais existe-t-il dans le sang des goutteux en quantité anormale? Il appartenait à Garrod d'en donner la démonstration irréfutable.

Le sang normal ne contient que des traces d'acide urique. Jusqu'à présent nous ne possédons pas de procédé d'analyse assez délicat pour doser l'acide urique, dans le sang normal. Le procédé Garrod, dit procédé du fil, n'est qu'un procédé d'approximation. Tel qu'il est, il peut suffire pour les besoins de la clinique. Voici en quoi il consiste:

On verse dans un verre à fond plat, de 6 à 7 centimètres de diamètre, à bords verticaux de 10 à 15 millimètres de hauteur (un verre de pendule convient assez bien, les verres de montres n'ont pas assez de profondeur), cinq à six grammes de sérum de sang frais; on ajoute quelques gouttes d'acide acétique de densité moyenne, puis on laisse tomber dans le liquide un fil de lin qu'on enfonce jusqu'au fond du verre au moyen d'une baguette, et on abandonne au repos pendant trente-six à quarante-huit heures, à une température de 20° à 25°. Si le sérum contient des quantités appréciables d'acide urique, celui-ci se dépose sur le fil en cristaux rhomboëdriques, faciles à reconnaître avec un grossissement de 50 à 60 diamètres.

Ce procédé, pour réussir, demande certaines précautions que nous devons signaler : en premier lieu, le sérum doit être frais, attendu que la fermentation détruit l'acide urique; nous verrons plus tard par quelle réaction remarquable.

Il importe que l'atmosphère du lieu ne soit ni trop chaude ni trop sèche : si l'évaporation est trop rapide, il peut se déposer des cristaux de phosphate ammoniaco-magnésien sur les cristaux d'acide urique, et masquer ceux-ci. Il est vrai que quelques gouttes d'eau distillée dissolvent facilement le phosphate. La qualité du fil a aussi son importance; il ne doit pas être lisse, et cependant il ne doit pas non plus présenter des filaments trop longs et trop nombreux. S'il est trop lisse, les cristaux n'y adhèrent pas; trop filamenteux, les cristaux sont trop disséminés. Ce procédé ne décèle pas l'acide urique dans le sang normal, avons-nous dit; tel qu'il est, cependant, il a rendu d'immenses services à Garrod qui depuis dix ans l'emploie pour l'analyse du sang des goutteux. Et c'est précisément parce qu'il n'est susceptible que de démontrer un certain excès d'acide urique qu'il suffit pour les observations cliniques. Du reste, pour arriver à une analyse approximative, Garrod a fait des mélanges de sérum frais de sang normal avec des quantités dosées d'acide urique pur, et il a construit ainsi une échelle comparative. Par ce moyen, il a constaté que le procédé du fil ne commençait à accuser l'acide urique dans le sérum, qu'alors que celui-ci le contenait dans la proportion de 0,025 pour mille grammes, quantité qui excède de beaucoup celle du sang normal. Le procédé est donc suffisant au point de vue clinique, car il résulte des nombreuses analyses qu'a faites Garrod par ce procédé, que l'acide urique dans le sang des goutteux, sans tenir compte des pertes inévitables pour ce genre d'expériences, a toujours été compris dans la proportion de 0,05 à 0,017 pour mille grammes.

L'acide urique peut aussi être constaté dans la sérosité d'un vésicatoire. Mais il faut observer que l'inflammation, comme la fermentation, détruit l'acide urique; il ne faudrait donc pas, pour cette recherche, appliquer le vésicatoire sur un point occupé par l'inflammation goutteuse.

Il résulte des nombreuses analyses faites par Garrod et depuis par d'autres praticiens, il résulte également de nos propres analyses, que la proportion d'acide urique est constamment augmentée dans le sang des goutteux; il résulte encore que dans la goutte aiguë l'acide urique va en augmentant jusqu'à l'explosion de l'accès, pour diminuer ensuite après sa terminaison et retomber au-dessous du taux primitif. C'est là désormais un fait acquis, hors de discussion.

D'autres états morbides que la goutte ont-ils jusqu'à présent, présenté cet excès d'acide urique dans le sang? Oui, la maladie de Bright et l'intoxication saturnine; mais on ne l'a jamais constaté dans le rhumatisme ni aigu ni chronique (observations de Garrot et de Charcot), et ce fait est d'un haut intérêt pour le diagnostic différentiel du rhumatisme et de la goutte; nous verrons qu'il y a d'autres signes pathognomoniques.

Quoi qu'il en soit, l'acide urique n'existe pas seulement dans le sang des goutteux: on le trouve dans tous les liquides de l'économie, dans le liquide cérébro-rachidien, dans celui de la plèvre, du péricarde. On rencontre l'urate de soude en efflorescences blanchâtres sur la peau, et cependant on l'a contesté dans la sueur; mais le liquide de la sueur entre en fermentation avec une grande facilité, et c'est à cette circonstance que l'acide urique doit d'avoir échappé aux recherches. En nous mettant en garde contre cette fermentation hâtive, nous avons pu constater la présence de l'acide urique dans la sueur d'un goutteux. Voici comment nous avons opéré: avec une éponge, nous avons essuyé la sueur qui couvrait les jambes à la fin d'un accès. Le liquide recueilli fut évaporé au bain-marie; le résidu de l'évaporation fut traité par l'alcool rectifié, et enfin par l'eau distillée bouillante. Celle-ci nous a donné toutes les réactions de l'acide urique. Les crachats d'un goutteux affecté d'une bronchite, nous ont donné les mêmes résultats.

Ainsi donc, le sang chez les goutteux, comme tous les autres liquides de l'économie, contiennent un excès d'acide urique.

Quant aux autres altérations du sang, nous signalerons comme très-importantes, d'abord: un défaut d'alcalinité, défaut qui doit singulièrement favoriser les dépôts d'urate, comme nous le verrons. Ensuite, un certain excès d'acide oxalique, circonstance d'une haute importance pour la théorie que nous aurons à discuter.

Les altérations qui affectent les principes organiques du sang, la fibrine, l'albumine, sont encore fort obscures et ne paraissent pas spéciales à la goutte. Nous en exceptons les globules, lesquels, comme nous le verrons, doivent avoir un rôle d'une haute importance dans les phénomènes goutteux.

Urologie.

L'urine, avons-nous dit, doit servir de véhicule aux composés uriques destinés à sortir du corps. La proportion de l'acide urique est-elle augmentée dans l'urine des goutteux ? Cette question n'est pas encore résolue, et nous devons reconnaître qu'elle offre de grandes difficultés. Signalons les principales : d'abord, l'analyse ne doit pas porter sur quelques échantillons seulement; la totalité de l'urine excrétée pendant les vingt-quatre heures doit être analysée, et cela pendant plusieurs jours consécutifs, attendu que l'excrétion de l'acide urique est essentiellement intermittente. On sait d'ailleurs qu'une foule de circonstances peuvent faire varier la quantité d'urine pendant les vingt-quatre heures. On avait admis que dans l'état de santé la proportion d'acide urique, par rapport à l'urée, était comme 1 : 30. Il n'y a rien de fixe dans cette relation; nos analyses personnelles nous ont prouvé qu'elle peut varier du simple au double dans l'état de santé. Qnant aux analyses que nous avons exécutées sur des urines de goutteux, tout ce que nous pouvons dire, c'est que, dans presque tous les cas, la proportion normale d'urée nous a paru diminuée. Pour la proportion relative d'acide urique, nous n'avons pu établir aucune donnée précise, attendu que les chiffres représentant les quantités d'acide urique excrété dans les vingt-quatre heures oscillent entre $0^{gr},5$ et $1^{gr},60$.

Nos connaissances laissent donc beaucoup à désirer en fait d'urologie de la goutte. Remarquons cependant que, pendant l'accès, les urines sont rares et foncées en couleur; la proportion d'acide urique semble diminuée.

Dans l'intervalle des accès, la gravelle urique existe presque toujours à des degrés divers. De temps en temps, il semble se produire des sortes de décharge et pendant quelques jours on trouve cette proportion considérablement augmentée.

Si l'on résume les observations de Garrod et de quelques autres praticiens, il semblerait que dans la goutte chronique il y aurait défaut d'élimination de l'acide urique. Nous ne le pensons pas, à moins toutefois qu'il n'existe déjà un commencement d'altération du rein. Nous croyons plutôt qu'il y a excès de production, comme nous essaierons de le prouver.

Diathèse goutteuse.

Que doit-on entendre par diathèse goutteuse? A-t-elle des caractères pathognomoniques spéciaux?

La diathèse goutteuse est cette affection constitutionnelle qui a pour manifestations, non-seulement l'accès articulaire aigu, mais encore tous les autres états morbides dont nous avons signalé les principaux, les mieux connus.

En dehors de ces états morbides plus ou moins caractérisés, la diathèse goutteuse n'a, à proprement parler, d'autres signes pathognomoniques que ceux de la diathèse urique. Elle est manifestement liée à un état discrasique du sang, état discrasique produit par un excès d'acide urique dans ce liquide. Toutes les manifestations morbides, aussi bien les phénomènes articulaires que les affections viscérales nombreuses et variées, tantôt organiques, tantôt purement fonctionnelles, sont sous la dépendance de cet état du sang. Il convient toutefois de ne pas confondre entièrement la diathèse urique avec la diathèse goutteuse. Le point de départ est le même : excès de formation d'acide urique, ou défaut d'élimination de celui-ci. La diathèse urique peut exister longtemps à l'état latent, sans qu'aucun symptôme morbide spécial en révèle l'existence ; mais on ne peut dire qu'il y a réellement diathèse goutteuse qu'alors qu'il y a eu, soit du côté des articulations soit vers les viscères, quelques manifestations propres à la goutte.

Cependant, la diathèse urique à un certain degré, possède, elle-même, quelques symptômes qui lui sont propres ; le plus constant, le mieux accusé, — tous les médecins sont d'accord à ce sujet, — c'est la dyspepsie, caractérisée surtout par les acidités gastriques et le pyrosis qui en est la conséquence. A la dyspepsie viennent se joindre la flatulence, la distension de l'estomac, un état saburral particulier, la constipation. Presque toujours aussi, le foie prend part à ces troubles de l'appareil digestif ; souvent on observe une teinte ictérique et les selles sont grises, décolorées. Sous l'influence de cet état dyspeptique, on voit bientôt se développer toute la série des phénomènes nerveux ordinaires, l'abattement, la céphalalgie, l'hypocondrie, etc.

Le caractère spécial des différents troubles qui sont sous la dépendance de la diathèse urique paraît être l'intermittence et l'influence qu'exercent sur eux les excès, les écarts de régime, analogie évidente avec les manifestations de la diathèse goutteuse.

Dans la diathèse urique, ce sont les urines qui nous fournissent les meilleurs signes pathognomoniques. Généralement elles sont rares, très acides, foncées en couleur, riches en matériaux solides; elles déposent d'abondants sédiments, dont la plus grande partie se forme après l'émission, mais dont quelques-uns existent déjà tout formés dans la vessie, et même dans le rein. Les choses peuvent en rester là et les manifestations morbides ne pas dépasser le cadre que nous venons de tracer; la diathèse urique peut persister plus ou moins de temps, et même toute la vie, sans manifestations goutteuses, proprement dites. Mais c'est le cas le plus rare. Généralement, les symptômes vont en augmentant d'intensité, jusqu'à ce qu'enfin apparaissent ceux de la goutte elle-même.

Nous avons dit que la goutte semble quelquefois se développer d'emblée; alors, c'est que la diathèse urique est restée plus ou moins de temps à l'état latent, ou avec des manifestations assez obscures pour ne pas évelller l'attention du sujet. On comprend qu'une foule de conditions peuvent influencer, modifier les manifestations symptomatologiques; en premier lieu, le degré de la diathèse elle-même; ensuite, l'âge, la constitution du sujet, le régime, l'habitat, le climat, etc. Mais, nous le répétons, qu'elle soit latente ou déclarée, la diathèse urique précède toujours les manifestations de la goutte. En d'autres termes, il n'y a pas de goutte sans diathèse urique préexistante.

Du reste, est-il un médecin qui nie aujourd'hui l'étroite corrélation qui existe entre la goutte et la gravelle? Bien plus, la goutte et la gravelle s'embrassent et se fondent, pour ainsi dire, l'une dans l'autre. Nous verrons, en effet, que les graviers, souvent constitués presque entièrement par les urates, le sont quelquefois par l'oxalate de chaux; nous verrons que l'acide oxalique, dans les graviers, doit être considéré comme provenant de la décomposition de l'acide urique. D'ailleurs, on trouve des graviers composés de couches alternatives, d'acide urique et d'acide oxalique combinés à la chaux, à l'ammoniaque, preuve de l'alternance des réactions dans l'organisme.

Pour compléter ce qui a trait à la diathèse goutteuse, il serait nécessaire d'étudier l'influence que cette diathèse exerce sur les diverses affections qui peuvent se montrer concurremment. Ce sujet a été traité avec un talent remarquable par M. Charcot, dans ses leçons déjà citées. Pour nous, nous nous bornerons à observer qu'une affection qui déprime si fortement l'économie, doit augmenter considérablement la gravité de toutes les maladies intercurrentes. Aussi, prennent-elles toutes, sous l'influence de la diathèse goutteuse, un caractère adynamique prononcé, ce qui rapproche la goutte du diabète et de l'albuminurie. Ce qu'il y a de positif, c'est que certaines affections prennent une gravité exceptionnelle sous l'influence de la diathèse goutteuse, les phlegmons, l'érysipèle, la syphilis; le typhus est, dit-on, toujours mortel.

Que devient, devant cette affinité bien évidente de la goutte avec le diabète et l'albuminurie, la doctrine des antagonismes, aujourd'hui encore en honneur à l'école de Vienne? Une diathèse exclut une autre diathèse;

Cette doctrine ne peut pas tenir contre les faits. Scudamore a nié, il est vrai, toute connexion entre la goutte et le diabète. Mais, en France, Rayer et Claude Bernard ont présenté plusieurs observations de diabète alternant avec la goutte et le rhumatisme. Charcot et Marchal de Calvi ont fait des observations analogues. En sorte que, s'il est assez rare d'observer la concomitance, l'alternance au contraire est assez fréquente.

Mais l'albuminurie et le diabète n'auraient-ils pas le même point de départ que la goutte ; un arrêt, un obstacle, un affaiblissement des fonctions de combustion ? Ce qu'il y a de certain, c'est que toutes les affections qui diminuent l'activité respiratoire produisent le diabète à des degrés divers. Dans toutes les maladies d'épuisement, on trouve du sucre dans les urines. Combien de fois n'a-t-on pas pris ici l'effet pour la cause?

Signalons, en terminant, l'énergie d'action de la plupart des médicaments sous l'influence goutteuse. L'intoxication saturnine se développe avec une intensité, une rapidité extraordinaires; le mercure détermine la salivation presque immédiatement; l'opium produit des accidents cérébraux qui ne sont nullement en rapport avec les doses administrées; le sulfate de quinine et l'émétique sont difficilement tolérés, même à faible dose. C'est encore là un caractère qui différencie la goutte du rhumatisme. Nous y trouverons aussi l'explication des effets narcotiques intenses que produit le colchique dans le traitement de l'accès.

Tous ces faits ne peuvent-ils pas s'expliquer jusqu'à un certain point, par la profonde dépression, la prostration de l'organisme sous l'influence goutteuse? L'économie n'a pas assez de ressort pour réagir contre l'envahissement du nouvel élément morbide ou toxique, fatiguée, harassée qu'elle est par la lutte qu'elle soutient pour l'élimination du poison goutteux lui-même.

QUELQUES MOTS DE L'HISTORIQUE ET DE LA GÉOGRAPHIE MÉDICALE DE LA GOUTTE.

La goutte date de la plus haute antiquité; le type de la maladie s'est conservé à travers les âges avec sa physionomie tout entière. Depuis Hippocrate et Galien, elle est parvenue jusqu'aux époques modernes avec tous ses caractères. Chez les anciens, comme au moyen-âge, l'opinion générale était que ce qui prédisposait surtout à la goutte, c'étaient la bonne chère, les excès de table. Aujourd'hui la goutte semble avoir une grande tendance à diminuer; depuis le commencement du siècle, surtout, cette diminution va en s'accusant de plus en plus. Peut-on assigner une cause à ce phénomène? Devons-nous la voir dans les progrès de l'hygiène et dans les habitudes de régime plus modérées, une vie plus exempte d'excès en tout genre? Ce qu'il y a de certain, c'est que les progrès de l'hygiène et de la médecine ne peuvent être niés; je n'en veux pour preuve que l'augmentation de la durée moyenne de la vie humaine. Depuis trente ans, cette moyenne s'est élevée d'un cinquième en France. En Angleterre, de même, les heureux résultats de l'adoucissement des mœurs sur la santé publique sont incontestables.

Je sais bien que ces propositions ne sont pas acceptées par tout le monde, et qu'on trouvera toujours des personnes disposées à condamner le présent au profit du passé. Mais la statistique est implacable et les bulletins de mortalité dans tous les états civilisés démontrent péremptoirement l'augmentation du chiffre moyen de la vie humaine.

La goutte, disons-nous, semble avoir tendance à diminuer de plus en plus en Europe. Aujourd'hui, elle paraît avoir établi son refuge principal en Angleterre, et spécialement à Londres, car en Irlande et en Écosse on trouve relativement peu de goutteux. A Londres, il n'y a pas que les classes élevées qui soient tributaires de la goutte, les classes pauvres n'en sont pas à l'abri. Quelle est la cause de cette prédilection pour la grande cité anglaise? S'il nous est permis d'avoir une opinion, nous pensons qu'une des causes les plus efficaces doit être l'usage immodéré des vins très-riches dans l'aristocratie, et celui des bières de mauvaise qualité chez le peuple. Nous reviendrons sur cette proposition.

En France et en Allemagne, la goutte est encore assez répandue, au moins dans les contrées du Nord, car dans le Midi elle est fort rare. A Marseille et à Toulon, les quelques goutteux que nous avons eu occasion d'observer sont presque tous nés dans le Nord, ou reconnaissent des ascendants venus du Nord.

La goutte est presque inconnue sous les tropiques; on ne la rencontre que chez des individus venus d'Occident. Dans l'Inde, elle n'existe que chez les Anglais qui y ont transporté les habitudes de leur pays. Il en est de même de toute l'Amérique du Sud. Il n'est pas besoin de dire qu'aux États-Unis elle existe aussi, quoique bien moins répandue qu'en Angleterre. Ici, évidemment, l'hérédité joue un grand rôle.

La goutte, du reste, semble indépendante de la question de races. Les Nègres, comme les Chinois, comme les Indiens d'Asie et d'Amérique, sont sujets à contracter la goutte, s'ils sont soumis à un régime fortement animalisé.

Etiologie de l'accès.

Nous avons dit, au début de cette étude, que le premier accès de goutte éclatait généralement sans avoir été annoncé par aucun symptôme bien défini, le plus souvent, sans cause appréciable bien déterminée. On peut dire que le premier accès est la manifestation extérieure de la diathèse arrivée à un certain *summum* de developpement, et restée jusque-là à l'état latent.

Mais s'il en est ainsi pour le premier accès, en général, les choses ne se passent pas de même pour les attaques subséquentes. Celles-ci, en effet, reconnaissent, la plupart du temps, l'influence de certaines causes occasionnelles qui varient, il est vrai, extrêmement, et qui semblent, pour ainsi dire, spéciales à chaque cas. Presque tous les goutteux ont des signes particuliers pour reconnaître l'approche, la menace de leur attaque, déterminée chez eux par certaines idiosyncrasies particulières.

Les causes occasionnelles sont donc très-différentes, souvent même opposées; elles présentent, toutefois, un caractère commun : toutes agissent en provoquant un certain ébranlement du système nerveux. Ainsi, chez les uns, la chaleur ; chez les autres, le froid; souvent un excès de table; beaucoup de goutteux reconnaissent pour cause déterminante certains aliments parfaitement inoffensifs pour d'autres, certaines boissons particulières, un excès alcoolique, la bière, une espèce de vin particulière; chez d'autres, l'abstinence prolongée, la constipation, la diarrhée, une saignée, une application de sangsues. Toutes ces causes diverses ont leur point de départ dans une susceptibilité nerveuse spéciale, idiosyncrasique.

Les causes extérieures les plus fréquentes sont les causes traumatiques, chocs, compressions, exercice forcé, à cheval surtout, le saut, la danse, une chute, etc.

Parmi les causes internes, citons encore les influences morales excessives, les excès vénériens, toutes causes qui agissent par l'ébranlement du système nerveux.

En dehors des causes traumatiques, les influences météorologiques revendiquent aussi une large part dans l'explosion de l'attaque; il est certain que beaucoup d'accès sont déterminés par un changement brusque dans l'état atmosphérique, par un passage subit du chaud au froid, du sec à l'humide, par un orage. La plupart des goutteux à accès périodiques bien marqués voient leur attaque se déclarer au renouvellement des saisons.

Mais, un point sur lequel nous ne saurions trop attirer l'attention, c'est l'influence des causes débilitantes, qu'elles soient internes au externes, au moins pour ce qui regarde la gontte à forme chronique. Tout ce qui tend à affaiblir l'organisme semble hâter l'explosion de l'attaque. Told, Culled, Gairdner ont présenté une foule d'observations à ce sujet.

Etiologie de la diathèse.

La plupart des auteurs qui ont écrit sur la goutte pensent que la diathèse ne se développe que là où il existe une prédisposition native, en d'autres termes, qu'elle est essentiellement héréditaire. Ils fondent leur opinion sur ce que les mêmes influences qui déterminent la goutte chez tels sujets, ne produisent rien d'analogue chez tels autres placés dans les mêmes conditions. Cependant, il paraît prouvé que la goutte peut se déclarer spontanément chez des individus pour lesquels on n'a pu constater aucune preuve d'hérédité. Nous avons vu, en effet, qu'à Londres, une foule d'ouvriers irlandais, provenant de localités où la goutte est inconnue, sont sujets à contracter cette maladie dans le nouveau milieu et avec les nouvelles habitudes de régime où ils vivent. Nous avons dit aussi que les Indiens, les Nègres, les Chinois, deviennent goutteux, si, à leur régime presque exclusivement végétal, on substitue une nourriture richement animalisée. Toutefois, nous devons le reconnaître, l'hérédité revendique la plus large part dans le développement de la diathèse; la statistique établie par les médecins qui ont observé le plus grand nombre de cas, porte plus de la moitié de ces cas comme se rattachant à l'hérédité. Un médecin allemand, le docteur Braün, va plus loin : sur 65 cas observés par lui, il prétend n'en avoir pas reconnu un seul qui fût étranger à la prédisposition héréditaire.

Cette transmission héréditaire de la goutte a cela de remarquable qu'on la voit quelquefois sauter une génération, c'est-à-dire, qu'on voit une génération intermédiaire tout à fait exempte, et la maladie reparaître de nouveau dans la génération suivante. Ces faits paraissent étranges; cependant, sont-ils plus extraordinaires que les autres faits de transmission héréditaire, ceux de ressemblance extérieure, de tempérament, d'aptitudes physiques et morales? S'il est vrai, comme nous essaierons de l'établir, que la diathèse goutteuse a son point de départ dans un vice fonctionnel particulier de l'organisme, est-il donc surprenant que ce vice, inhérent à la constitution du sujet, ait été puisé avec la vie, comme toutes les autres dispositions heureuses ou défectueuses que chacun de nous apporte en naissant. Nous voyons le caractère de race se maintenir avec une persistance extraordinaire contre les influences climatériques les plus diverses, contre les changements les plus radicaux dans les mœurs et les habitudes, et nous nous étonnerions qu'une prédisposition comme celle qui donne lieu à la diathèse goutteuse pût être transmissible? Mais, nous l'avons dit, le fait d'hérédité n'est pas discutable; le fait du saut d'une génération, le semble davantage, et cependant, à le bien considérer, il n'est pas plus étrange que ces faits de transmission de ressemblance extérieure qu'on voit aussi sauter une génération. Les enfants, en effet, ressemblent bien souvent plutôt à leurs aïeux paternels ou maternels qu'à leurs pères et mères.

Ainsi l'hérédité doit être considérée comme ayant la plus grande part dans le développement de la diathèse. Ce n'est pas à dire, cependant, qu'elle en soit l'unique point de départ. Malgré l'opinion de quelques médecins trop exclusifs, il est prouvé, il est certain qu'elle peut naître et se développer sous l'influence de plusieurs causes que nous aurons à discuter plus tard. Signalons les principales : d'abord, remarquons que les femmes sont bien moins sujettes à la goutte que les hommes. Pourquoi? Incontestablement, parce que les femmes ne mènent pas la même vie d'excès que les hommes, et la preuve nous en est fournie par l'histoire de la Rome de la décadence. Sénèque nous raconte que les femmes s'y livraient aux mêmes orgies que les hommes. Aussi, étaient-elles sujettes aux mêmes dégradations physiques et aux mêmes affections que ceux-ci, la calvitie, la goutte, etc.

Dans les conditions ordinaires, c'est-à-dire avec une vie exempte d'excès, comme celle de la plus grande majorité des femmes, la goutte ne se déclare le plus généralement qu'à l'époque de la ménopause. (*Mulier podagra non laborat*, a dit Hippocrate, *nisi ipsi menstrua defecerint.*) Cependant, il est vrai de dire que les cas de goutte sont plus fréquents chez les femmes que ne l'avaient cru les anciens, qui semblent avoir souvent confondu la goutte avec le rhumatisme. Et c'est là encore un caractère différentiel entre les deux affections. On sait, en effet, que la femme, à tout âge, est sujette à contracter le rhumatisme aigu et chronique.

L'âge a une grande importance dans le développement de la diathèse goutteuse. D'après la statistique de l'Académie de Médecine, et celles des différents médecins déjà cités, l'âge mûr est le plus exposé; c'est le moment de la vie où la constitution semble avoir atteint son développement complet et reste stationnaire pendant quelques années pour descendre ensuite. Nous tirerons de ce fait des conséquences importantes pour la théorie de l'origine. Signalons encore une différence essentielle avec le rhumatisme: celui-ci se développe à tout âge, mais de préférence pendant la jeunesse.

La goutte ne se déclare presque jamais chez les enfants, rarement chez les jeunes gens et chez les vieillards. Son âge de prédilection est 30 à 35 ans, au moins pour la goutte héréditaire.

Le tempérament et la constitution ne semblent avoir aucune part dans le développement de la diathèse. Tous les tempéraments, sans exception, y sont sujets; seulement la forme de la maladie est modifiée par le tempérament. Les causes prises dans le régime, dans les habitudes ont une grande valeur. Il est incontestable, nous avons déjà insisté sur ce point, qu'une alimentation exagérée, surtout avec défaut d'exercice, doit figurer au premier rang des causes prédisposantes. Dans tous les temps, dans tous les pays, ce sont, surtout, les classes aisées qui ont été la proie de l'invasion goutteuse.

Nous avons dit un mot de l'influence climatérique; nous avons dit que les pays chauds semblent jouir d'une immunité presque complète; ce n'est peut-être là qu'une question de régime.

On sait, en effet, que les habitants des contrées chaudes ont un régime bien autrement sobre que les populations du Nord; et nous avons dit, d'autre part, que les habitants du Nord qui transportent dans les pays chauds leurs habitudes de gros mangeurs, y sont sujets à la goutte.

Nous n'avons pas besoin de rappeler que les excès vénériens constituent aussi une cause prédisposante majeure pour la diathèse.

Un mot, enfin, des causes morales: les grands travaux de l'esprit, les préoccupations d'ambition, de fortune, les charges de la vie publique, sont des causes puissantes de prédisposition. Presque tous les grands hommes d'état d'Angleterre ont été goutteux.

Toutes ces causes agissent sur le système nerveux, le surexcitent, l'exaltent pour le laisser retomber ensuite. Or, nous avons dit que toute cause débilitante augmente les conditions favorables à l'invasion goutteuse.

Théorie de l'origine de la Goutte.

Nous voici arrivé à l'objet principal de ce travail. L'histoire rapide de l'état de nos connaissances sur la goutte n'avait, en effet, pour but que d'établir les points principaux sur lesquels doit porter notre discussion.

Nous l'avons dit, ce travail n'est pas une monographie; il a, tout au plus, la prétention de fournir quelques matériaux pour l'histoire nosologique complète de la goutte, et surtout d'établir la base d'un traitement rationnel de la diathèse goutteuse.

Quelle est l'origine du nom de goutte? On ne sait bien ni sa date ni son étymologie; est-ce parce qu'on l'attribuait au dépôt d'une humeur âcre sur les articulations? Est-ce parce que les patients comparaient la douleur qu'ils éprouvaient à la sensation que produirait une goutte d'un liquide bouillant? c'est ce qu'il est impossible de déterminer.

Jusqu'au XVIIe siècle, nous ne trouvons dans les nombreux écrits relatifs à la goutte aucune vue théorique qui mérite d'être rapportée. Au XVIIe siècle, un médecin, nommé Dariot, publia une dissertation sur la goutte avec ce singulier quatrain pour épigraphe:

Médecins, soyez hors de doute,
Dariot va rendre en ce tableau
La goutte, où vous ne voyez goutte,
Claire comme une goutte d'eau.

Malgré cette énorme et quelque peu grotesque prétention, son mémoire ne tint aucunement ses promesses; c'est un travail des plus obscurs qui soient.

Aux temps où florissait l'humorisme, surtout au XVIIIe siècle, la goutte ne pouvait être regardée que comme le résultat de l'altération des humeurs. Sydenham l'attribuait à la présence d'une matière morbifique dans l'économie, matière résultant d'une coction imparfaite de certains éléments, soit dans les premières, soit dans les secondes voies. C'est vraiment là une étrange intuition, nous devrions dire un trait de génie, comme nous en voyons des exemples chez certains philosophes de l'antiquité, lesquels, par la force du raisonnement et de l'imagination, ont entrevu quelques-unes de ces grandes lois qui régissent la matière, et que l'expérience et l'observation sont venues confirmer vingt siècles plus tard. Cette proposition de Sydenham, de coction imparfaite, n'est pas autre chose que la base même de notre théorie actuelle. Pour Sydenham, les diverses manifestations de la goutte ne sont que les efforts de l'économie vivante pour expulser la matière peccante (phlegme, bile, tartre). Nous le répétons, toute la théorie de la goutte tient dans ces deux propositions.

Ces idées ont cours jusqu'à l'époque de Cullen; celui-ci conteste la présence d'une matière morbifique; les concrétions tophacées sont des accidents qui ne sont pas liés nécessairement à la goutte; la goutte résulte d'une pléthore générale avec défaut de ton aux extrémités. Mais quelle est la cause de cette pléthore, et que peut-on bien entendre par ce défaut de ton aux extrémités? A cette époque on n'y regardait pas de si près.

En 1775, Schéele découvre l'acide urique dans les calculs de l'homme. En 1793, Murray et Forbes publient des observations tendant à établir des rapports entre la gravelle et la goutte, et émettent l'opinion que les deux maladies pourraient bien reconnaître les mêmes causes. Enfin, Wollaston annonce que les tophus sont presque entièrement formés par l'urate de soude.

Toutefois, les idées de Cullen continuent à prédominer. En Angleterre, Scudamore, Barlow, Gairdner, et tout récemment Barclay, soutiennent ces idées. D'un autre côté, Parkenson, Home, Holland, se rapprochent de la théorie de l'acide urique. En France, nous l'avons dit, nous sommes loin d'offrir la même masse de travaux que les Anglais, et pour cause. Cependant, MM. Andral, Rayer, Cruveilher, ce dernier surtout, penchent évidemment pour la théorie de l'acide urique. Enfin, paraît Garrod qui, en 1848, formule les trois propositions suivantes :

1° L'acide urique existe en excès dans le sang des goutteux ;

2° Dès le premier accès de goutte constaté, il se fait un dépôt d'urate de soude dans l'articulation envahie ;

3° Pendant l'accès, il y a toujours diminution sensible de l'excrétion de l'acide urique.

Depuis vingt ans, tous les travaux de Garrod n'ont fait que confirmer ces propositions fondamentales. A mesure que les observations se multiplient, la justesse de ces observations s'affirme de plus en plus; en sorte qu'on peut les considérer aujourd'hui comme hors de discussion.

Mais quelle est l'origine de l'acide urique? Ici nous allons rencontrer bien des divergences dans les opinions. Liébig est le premier qui, il y a une quinzaine d'années, a présenté une théorie rationnelle de la formation de l'acide urique; la voici : les éléments azotés du sang, fibrine, albumine, globuline, etc., non suffisamment oxidés pour se traduire en urée, resteraient à l'état d'acide urique. L'acide urique serait un état d'oxidation moins avancé que l'urée. Il y aurait excès dans l'ingestion des matières azotées, partant, défaut d'équilibre entre la recette et la dépense. La théorie, comme on le voit, serait bien commode, mais le phénomène est loin d'être aussi simple.

Pour Prischoff et Warth, l'urée et l'acide urique ne se forment pas directement dans le sang; ils résultent tout entiers de la désassimilation, de la métamorphose rétrograde des éléments organiques. Le phénomène se passerait donc exclusivement dans la petite circulation, dans l'intimité des tissus.

L'urée et l'acide urique doivent-ils leur formation au même ordre de réactions? Proviennent-ils des mêmes tissus? Ici, nous constatons les opinions les plus contradictoires. On a dit : l'urée vient des muscles, l'acide urique des parenchymes viscéraux. Pourquoi? Parce qu'on a rencontré l'urate de soude dans le foie, dans le cerveau; Schérer et Ranke l'ont signalé dans la rate; Cloetta, dans les poumons; on a été jusqu'à avancer que l'acide urique était sécrété par un organe particulier : les uns ont désigné le foie, les autres la rate. Mais le conduit excréteur? On ne s'en est pas préoccupé. Harley a observé que la plupart du temps, dans les affections du foie, les urines contenaient un excès d'acide urique. Nous verrons qu'il n'y a là rien que de très-naturel. Toute cause qui compromet les fonctions de nutrition a pour effet une production exagérée d'acide urique.

D'autres physiologistes font provenir l'acide urique des cartilages et des tissus fibreux. Ils en trouvent la raison dans la structure peu vasculaire de ces tissus et dans la faiblesse des mouvements organiques, conséquence de cette structure. Pour M. le professeur Robin, dans les tissus fibreux, les matières albuminoïdes se transformeraient d'abord en *géline*. Celle-ci, par un travail ultérieur, se traduirait en acide urique.

Il y a là d'étranges contradictions ; en effet, pour expliquer un excès de production d'acide urique, vous exagérez le mouvement de désassimilation, et vous l'exagérez précisément dans les tissus où le mouvement organique est le plus lent. Parce que vous trouvez l'urate de soude déposé sur les surfaces articulaires, est-ce une raison pour qu'il se soit formé sur place? Non, certes. Toutes les considérations chimiques prouvent, au contraire, qu'il y a été déposé tout formé. Mais poursuivons.

On a contesté que l'urée et l'acide urique fussent des produits immédiats de la désassimilation. On a dit : l'urée et l'acide urique existent, il est vrai, dans le sang normal, mais en quantité très-minime chez les mammifères, et ils manquent absolument chez les oiseaux et les reptiles. Oui, ils manquent chez les mammifères herbivores ; mais changez le régime, nourrissez-les exclusivement avec de la viande, et vous constaterez immédiatement la présence des urates. Tous les carnivores produisent de l'urée et de l'acide urique. Chez les herbivores, l'acide urique est remplacé par l'acide hippurique. Il en est de même des carnassiers soumis à un régime exclusivement végétal. Tous ces faits sont aujourd'hui hors de doute. Quant aux oiseaux et aux reptiles, leur sang, a-t-on dit, ne contiendrait pas de composés uriques. Mais alors d'où proviendraient donc les concrétions tophacées que nous avons signalées chez les faucons, chez les perroquets, chez les serpents et les tortues, et cela, d'après les observations d'expérimentateurs dont la bonne foi scientifique ne saurait être mise en doute ?

C'est le moment de rapporter les expériences de M. Zaleski, publiées dernièrement, et qui ont fait un certain bruit dans la science.

M. Zalesky a lié les urétères d'un chien, et il a vu l'urée s'accumuler dans le sang, ce qui n'avait pas lieu s'il enlevait les reins. D'après le même expérimentateur, chez les serpents, la ligature des urétères provoque l'accumulation de l'acide urique dans le sang ; l'ablation des reins ne produit rien de semblable. M. Zalesky en conclut que l'urée et l'acide urique se forment exclusivement dans le rein même.

Il y a beaucoup d'objections à faire contre ces conclusions. En premier lieu, nous devons observer que la ligature des urétères amène la mort sous deux ou trois jours. Pendant cet espace de temps, l'animal est-il dans des conditions normales physiologiques ? Quant à ce fait qu'après l'ablation des reins, l'urée et l'acide urique ne s'accumulent pas dans le sang, il est contredit par MM. Prévôt et Dumas. D'un autre côté, il est probable, dit M. Longet, dans son *Traité de physiologie*, qu'après la néphrotomie, l'urée et l'acide urique sont éliminés par l'intestin.

Ensuite, comme nous le verrons tout à l'heure, les réactions qui produisent l'urée et l'acide urique sont excessivement lentes, et l'élément indispensable à ces réactions, c'est l'oxigène. Est-il vraiment possible que des transformations aussi complexes que celles d'où résultent l'urée et l'acide urique aient lieu dans le passage si rapide du sang à travers le rein ? Non, le rein ne peut être un organe de réaction chimique ;

il ne sécrète aucun liquide spécial comme le foie, le pancréas, etc.; il n'admet aucun gaz de l'extérieur, comme le poumon.

Le rein n'est pas un laboratoire de réactions chimiques; c'est un véritable crible, et son rôle est déjà assez compliqué pour qu'on n'aille pas lui attribuer des opérations qui, sans son concours, peuvent s'interpréter d'une façon plus simple, partant, plus logique, et que, d'ailleurs, tous les faits de l'expérience confirment. Toutes les oxidations s'accomplissent dans la grande et la petite circulation, ainsi que dans l'intimité des tissus. Le sang arrive au rein, tout prêt à subir le travail d'élimination.

Personne ne conteste aujourd'hui que l'excès des matières azotées, soit qu'il provienne de ce qui a été introduit par l'alimentation, soit qu'il ait été fourni par les éléments vieillis des divers tissus (métamorphose rétrograde), n'a pas d'autre voie d'élimination que les féces et l'urine. Pour sortir du corps par les urines, il est indispensable que ces matières deviennent solubles dans le véhicule qui doit les porter au dehors. Or, l'urée est le composé azoté soluble par excellence. Toutes les matières azotées, destinées à l'élimination, tendent évidemment à prendre cette forme ultime, et elles n'y arrivent qu'après avoir passé par un certain nombre de formes transitoires, dont le plus grand nombre nous sont encore inconnues, et cela parce que leur existence est éphémère, et que le phénomène, à bien dire, n'est qu'une série de transformations successives, où chaque composé, à peine né, entre dans une nouvelle réaction pour s'y détruire ou se transformer. On connaît cependant quelques-unes de ces formes intermédiaires, celles qui ont offert assez de stabilité pour qu'on ait pu les saisir et les étudier. Ces composés proviennent surtout de la destruction des anciens tissus. Citons les principales : ce sont la créatine, la créatinine, qui semblent fournies par les muscles ; la géline par les tissus fibreux et les cartilages ; la caséine, la syntonine ou musculine qui forme à peu près toute la trame musculaire, l'acide inosique, etc. Quelques-unes de ces matières sont des produits définitifs et permaments, comme la musculine ; les autres, avons-nous dit, des produits transitoires.

L'urée et l'acide urique sont deux produits normaux nécessaires. On les trouve toujours dans l'urine. Mais leur proportion relative varie suivant une foule de circonstances. Dès que l'acide urique atteint un certain excès, l'équilibre de santé est détruit dans une direction quelconque. Il n'en est pas de même de l'urée ; celle-ci est bien le dernier terme de transformation de toutes les matières azotées, la forme définitive à laquelle elles tendent toutes, même l'acide urique. Seulement, celui-ci n'y arrive jamais tout entier ; il en reste toujours une portion qui semble le reliquat d'une réaction incomplète, inachevée.

En résumé, tous les physiologistes sont aujourd'hui d'accord sur ce point capital : les principaux éléments de l'urine existent tout formés dans le sang ; l'eau est séparée du sang par le phénomène ordinaire d'exosmose ; quant à l'urée et l'acide urique, ils sont, comme tous les autres éléments, sels, matières extractives colorantes, etc., extraits par la couche de cellules à noyaux qui recouvrent les glomérules de Malpiglhi et les canalicules urinifères. (Travaux de Boomas, Isaacs, Valentin.)

L'urée a pour formule : $C^2 Az^4 H^8 O^4$

L'acide urique : $C^{10} Az^8 H^8 O^6$

L'urée, par sa composition, se rapproche des sels ammoniacaux; en lui ajoutant quatre équivalents d'hydrogène, elle représente le carbonate d'ammoniaque, et, en effet, elle se transforme rapidement en ce sel quand l'urine est abandonnée à elle-même.

D'après les formules ci-dessus, on voit que l'acide urique est plus riche en azote que l'urée, et moins riche en oxigène.

L'acide urique traité par l'oxide puce de plomb, c'est-à-dire sous l'influence d'une oxidation lente, absorbe deux molécules d'oxigène et les éléments de trois molécules d'eau, et se transforme en trois corps bien caractérisés : l'urée, l'acide oxalique, et le même corps qu'on trouve dans les eaux amniotiques de la vache, l'allantoïne.

Ce fait de l'oxidation de l'acide urique explique comment, lorsqu'on ingère à un animal des urates alcalins, on enrichit l'urine en urée et acide oxalique. Quant à l'allantoïne, on n'en trouve pas de trace dans l'urine, parce qu'elle se métamorphose entièrement dans le système capillaire.

Donc voilà un fait acquis, bien constaté; une oxidation ménagée transforme l'acide urique en urée et acide oxalique. Cette transformation se fait dans les capillaires, puisque les urates absorbés par l'estomac se traduisent dans l'urine en urée et acide oxalique.

Tous les physiologistes admettent aujourd'hui que la combustion de l'hydrogène et du carbone ne s'effectue pas seulement dans le poumon, mais qu'elle a lieu dans tout le torrent circulatoire, et surtout dans les capillaires généraux. C'est dans les capillaires généraux que s'opère la transformation du sang veineux en sang artériel. C'est dans les capillaires généraux qu'a lieu, pour la plus grande part, le travail d'oxidation préparatoire à toutes les transformations moléculaires d'assimilation, de nutrition, de sécrétion.

Mais toutes ces actions oxidantes ont leur point de départ dans l'absorption de l'oxigène, par conséquent dans le fonctionnement régulier de l'organe respiratoire, dans le poumon, où il se fait, non pas une simple absorption, une dissolution d'oxigène, mais bien un échange entre les gaz du sang provenant des diverses combustions opérées dans tout le parcours circulatoire et l'oxigène lui-même.

Une fois introduit dans le sang, l'oxigène fixé sur les globules parvient avec eux dans les capillaires généraux. C'est là, nous le répétons, qu'a lieu toute cette série de transformations, de dédoublements qui ont pour résultat la séparation des principes que réclame l'assimilation et la nutrition, et l'élimination des produits qui doivent être expulsés et de ceux qui proviennent des tissus usés.

Parmi ces produits se trouvent l'acide carbonique, de l'eau et de l'azote libre, qui s'exhalent surtout par les surfaces respiratoires. Les autres s'échappent par les divers émonctoires, mais sous des formes moins simples que l'acide carbonique, l'eau et l'azote libre. Ils sont sous la forme de différents composés quaternaires et constituent les différents principes immédiats excrémentitiels. L'urée et l'acide urique sont incontestablement des produits de cette classe.

L'oxigène est l'agent essentiel de toutes ces transformations des matières, tant de celles fournies par le travail digestif que de celles qui proviennent des tissus vieillis de l'économie. Mais, avant de revêtir leur forme définitive sous laquelle elles doivent, les unes être utilisées par l'organisme, les autres être expulsées au dehors, que de métamorphoses intermédiaires doivent-elles subir! Nous avons dit que les produits à excréter revêtent, comme formes ultimes : eau, acide carbonique et azote libre; c'est la grande source de chaleur dans l'économie ; mais il n'y a qu'une faible portion de l'azote qui sorte à l'état libre ; la plus grande partie est expulsée à l'état de combinaison, sous forme d'acide cholique et choléïque, par le foie ; d'acide hydrotique, par la peau ; d'urée et d'acide urique, par le rein.

Le principal émonctoire de l'azote est le rein. La production de l'urée a lieu comme celle de l'acide carbonique dans le système capillaire. Le rein élimine l'urée, comme le poumon élimine l'acide carbonique. Par l'extirpation des reins (Prévost et Dumas), chez des chiens l'urée s'accumule dans le sang; comme chez les grenouilles, par l'enlèvement des poumons, l'acide carbonique continue à se produire dans le sang au moyen de l'oxigène absorbé par les respirations précédentes et continue de s'exhaler par d'autres surfaces.

Mais nous savons que c'est surtout sur les globules que se fixe l'oxigène, en une combinaison très-faible avec l'hématosine, principe colorant, de manière à le livrer facilement pour les diverses réactions.

La consommation d'oxigène est en proportion de la richesse du sang en globules, c'est un fait acquis. La respiration est d'autant moins active que la proportion des globules est moindre. D'après Fernet, le volume d'oxigène fixé par les globules serait de vingt-cinq fois celui dissous par le sérum. Il voit dans les globules les véritables régulateurs de la respiration, et c'est à leur présence que l'homme et les animaux supérieurs doivent d'absorber la même quantité d'oxigène, quelle que soit la pression. Le sérum serait surtout chargé par ses différents sels de régler la relation de dissolution des gaz.

Voyons maintenant si en faisant varier les conditions physiologiques on fait varier en même temps les proportions relatives d'urée et d'acide urique. On avait admis qu'en moyenne, dans l'état de santé, la proportion d'acide urique par rapport à l'urée était 1 : 30. Ainsi, un homme adulte excréterait 30 grammes d'urée et 1 gramme d'acide urique par vingt-quatre heures. Cette relation peut varier sous plusieurs influences. D'ailleurs, ce chiffre de 1 gramme est beaucoup trop élevé. D'après Lecanu, la moyenne normale physiologique ne dépasse pas 0gr 4, à 0,6. D'après le même observateur, des individus d'âge et de sexe différents, soumis à différents genres d'alimentation et suivant aussi des influences extérieures différentes, ont rendu, en vingt-quatre heures, des quantités d'acide urique comprises entre les limites 0gr,089 et 1,575. Lecanu ajoute que le rapport entre l'urée et l'acide urique reste sensiblement égal, chez le même individu, pour des temps égaux et dans des conditions égales. Nos expériences personnelles nous ont donné les mêmes résultats. Nous en tirons cette conséquence, que l'acide urique n'est pas un produit accidentel, mais bien un produit nécessaire comme l'urée, et qu'il est plus que probable que celle-ci tout entière a passé par la forme acide urique.

A la suite d'un repas copieux, la proportion d'acide

urique augmente; elle diminue sous l'influence du jeûne. Plusieurs observateurs, entre autres Lehmann, ont constaté qu'une alimentation animale augmentait la proportion d'acide urique et d'urée; que l'exercice tendait à augmenter la proportion de l'urée, à diminuer celle de l'acide urique.

Tous ces faits sont conformes à la théorie d'oxidation: Tout exercice augmente l'activité respiratoire; les diverses combustions doivent donc se trouver activées par l'absorption d'une plus grande masse d'oxigène.

Quelques observateurs, cependant (Benèke, Heller, Ranke), ont cru remarquer qu'un exercice forcé et surtout prolongé, avait pour effet d'augmenter la proportion de l'acide urique. Voyons s'il n'y aurait pas une explication rationnelle de ce fait, en apparence contradictoire.

On sait que dans toute combustion où des matières hydrocarbonées et des matières azotées se trouvent en présence de l'oxigène, les matières hydrocarbonées brûlent les premières, l'hydrogène d'abord, puis le carbone; les matières azotées ne viennent qu'ensuite. Dans une respiration haletante, précipitée, le contact du sang dans le poumon n'est pas assez prolongé, l'absorption de l'oxigène n'a pas le temps de se faire comme dans une respiration modérée ; c'est à peine s'il y a assez d'oxigène pour brûler l'hydrogène et le carbone, pour produire la chaleur, la force et le mouvement exigés. L'élément comburant fait défaut aux matières azotées ; de là, leur transformation incomplète et l'apparition d'un excès d'acide urique.

Nous venons de voir qu'une alimentation fortement animalisée augmente la proportion d'acide urique ; voyons si le régime des boissons a quelque influence sur cette production. Les boissons alcoolisées font baisser la normale de l'urée et de l'acide urique; les vins, au contraire, semblent l'augmenter. Pourquoi? Parce que les boissons qui ne contiennent que de l'alcool ne renferment que de l'hydrogène et du carbone, et que les vins contiennent tous, outre l'alcool, des proportions variables de matière azotée. On sait, d'ailleurs, que les personnes qui consomment beaucoup de liqueurs spiritueuses mangent fort peu, en général.

La bière, certaines bières du moins, augmenteraient la proportion d'acide urique, diminueraient celle de l'urée. Toutes les bières contiennent de la matière azotée en plus ou moins grande quantité. De plus, quelques-unes sont acides; nous reviendrons sur ce fait, et nous trouverons là l'explication de l'influence de cette boisson sur le développement de la goutte.

Enfin, le thé et le café diminueraient la proportion de l'acide urique. Le fait n'est pas absolument prouvé; dans tous les cas, s'il est réel, on pourrait admettre qu'ils agissent comme excitants généraux, en activant toutes les combustions dans l'économie.

Phénomènes goutteux

EXPLIQUÉS PAR LA PRÉSENCE, EN EXCÈS, DE L'ACIDE URIQUE.

Ainsi, nous le croyons, du moins, voilà les conditions de formation de l'acide urique bien établies. Le phénomène se passe-t-il dans la grande ou la petite circulation? Nous reviendrons tout à l'heure sur cette question. Ce qu'il importe d'établir dès ce moment, c'est que si, sous certaines influences idiosyncrasiques ou accidentelles, la proportion de ce corps dans le sang dépasse certaines limites, cet excès s'accuse par un trouble morbide quelconque. Maintenant, d'où cet excès provient-il? Est-ce d'une exagération dans la production ou d'un défaut d'élimination? Garrod penche pour cette dernière interprétation. Pour nous, nous n'admettons le défaut d'excrétion qu'alors qu'il existe déjà un commencement d'altération des reins. Quoi qu'il en soit, nous croyons avoir prouvé que l'excès d'acide urique se produit par une foule de causes qui, toutes, se résument en un défaut d'oxidation. Voyons maintenant si la présence de l'acide urique en un certain excès suffira pour expliquer les diverses manifestations qui caractérisent la goutte.

Commençons par l'accès; rappelons ses traits principaux : invasion brusque, violente, sans prodrômes bien déterminés; dans la moitié ou même dans les deux tiers des cas, sur l'articulation métatarso-phalangienne du gros orteil; caractère tout spécial de la douleur; inflammation locale, réaction générale proportionnelle à l'intensité des phénomènes locaux; périodes successives d'exacerbation et de rémission, détente générale, retour à la santé.

Voyons si tous ces symptômes peuvent avoir leur source dans un excès d'acide urique dans le sang. A une certaine limite, sa solubilité dans le liquide sanguin est compromise, et surtout, vers les points où les conditions de cette solubilité sont les plus entravées, par conséquent, aux extrémités de l'arbre circulatoire, là où le mouvement et la chaleur ont le moins d'activité, circonstances favorables au dépôt, à la cristallisation. Nous avons dit que la première attaque avait lieu, dans le plus grand nombre des cas, sur l'articulation du gros orteil, et de préférence, sur celle du pied gauche. Pourquoi cette élection sur l'articulation la plus éloignée du centre? Parce que, en outre de l'abaissement de température et de la lenteur du mouvement circulatoire, les vaisseaux de cette articulation ont à supporter tout le poids de la colonne sanguine. Pourquoi plutôt le pied gauche? Parce que les veines de ce côté ont à parcourir un plus long trajet pour rejoindre les troncs principaux, ce qui fait que le retour du sang est plus pénible et que celui-ci y exerce une pression plus grande.

La pression veineuse locale a été considérée par Gairdner comme la cause principale, sinon unique, de l'attaque.

A ces diverses influences, pression hypostatique considérable de la colonne sanguine, abaissement de température, mouvement circulatoire extrêmement lent à cette distance du centre, il vient s'en ajouter d'autres encore que nous devons mentionner. Dans les capillaires, les globules sanguins sont animés d'une vitesse d'autant plus grande qu'ils sont plus rapprochés de l'axe du vaisseau. Ce fait signalé depuis longtemps par

Malpighi et Schreiber, a été bien expliqué par Poiseuille. Les couches liquides les plus rapprochées des parois du vaisseau contractent de l'adhérence et leur mouvement en est ralenti. La couche qui touche immédiatement la paroi est même complètement immobile, les couches successives présentant un mouvement de plus en plus rapide à mesure qu'elles se rapprochent du cylindre central. Les globules ne s'observent que dans celui-ci, le sérum formant un anneau transparent et immobile autour du courant de globules. Cette disposition avait fait croire à quelques micrographes qu'il existait là des lymphatiques longeant la paroi du vaisseau. Poisseuille a démontré que ce n'étaient que des couches de sérum dépourvues de globules. Cette immobilité du liquide doit favoriser singulièrement la cristallisation et les dépôts.

Dans les détails anatomiques du réseau capillaire, il en est quelques autres que nous devons signaler comme ayant une certaine importance pour la stase du sang. Ainsi, deux capillaires de même direction communiquent par une arcade anastomotique. Le mouvêment est nul dans cette arcade si les deux capillaires reçoivent le sang avec une même impulsion; le mouvement ne se produit qu'alors que l'impulsion prédomine dans l'un des deux vaisseaux.

Autre point à noter : si le sang était forcé, dans sou circuit, de traverser les capillaires du plus petit calibre, il éprouverait des résistances énormes. Aussi la communication entre les artères et les veines peut-elle, au moyen des anastomoses, s'opérer par des capillaires d'un volume relatif assez considérable, et il est certain que la plus grande partie du liquide traverse les voies les plus larges, en sorte que le mouvement dans les capillaires les plus ténus en est ralenti d'autant, et qu'il se produit même dans ceux-ci des stagnations plus ou moins prolongées. On n'a pas, d'ailleurs, d'autre explication de ce fait de la conservation de quelques matériaux du sang déposés dans certains organes glandulaires, et qui y ont persisté bien longtemps après que ces matériaux avaient été éliminés complètement de l'appareil circulatoire. D'ailleurs, encore, les derniers travaux de Krause, de Doyère, de Quatrefages ont démontré d'une manière définitive l'existence de ces vaisseaux séreux qui ont été niés longtemps par plusieurs observateurs, Weber entre autres, de ces capillaires dont le calibre est cinq fois moindre que celui des derniers vaisseaux, qui admettent le passage des globules.

Donc, en vertu de ces causes diverses, l'urate de soude se précipite peu à peu dans les extrémités les plus déliées des capillaires, d'abord sur les cartilages diarthroïdaux, comme nous l'avons vu. Les choses se continuent ainsi pendant plus ou moins de temps, jusqu'à ce qu'enfin l'action mécanique exercée par le dépôt lui-même détermine l'irritation des petits vaisseaux dans lesquels il est emprisonné. Nous avons vu que souvent c'est une cause traumatique qui sert de prétexte à l'invasion ; un exercice forcé, un coup, la pression de la chaussure, quelquefois pas de causes appréciables.

L'attaque commence ordinairement pendant la nuit. Pourquoi ? Parce que la chaleur du lit, toutes les conditions étant mûres, est éminemment propre à déterminer, à favoriser le travail inflammatoire. Dès que ce travail commence, le mouvement sanguin se ranime dans les capillaires ; de là, le dérangement, le déplacement de ces milliers de petits cristaux que nous avons vu composer les dépôts d'urates; de là aussi, le caractère étrange, spécifique, de la douleur. Qu'on se figure, en effet, ces milliers de pointes d'aiguilles, déchirant, torturant ces tissus si riches en nerfs. Est-il étonnant, dès lors, que tous ceux qui éprouvent cette douleur, déclarent n'en avoir jamais ressenti d'analogue. On s'explique aussi l'exaspération de cette douleur par le moindre attouchement, que dis-je, par le moindre frôlement, la menace même du plus faible ébranlement, tout mouvement devant avoir pour effet une nouvelle lacération des tissus par les pointes des cristaux.

Maintenant, pourrait-on dire : pourquoi ces périodes de rémission et d'exacerbation? Pourquoi, si la cause persiste, ses effets ne persistent-ils pas avec elle? Mais parce que dans toute maladie inflammatoire on remarque ces périodes plus ou moins bien rhythmées d'acuité et de rémission. Ici, comme dans toutes les affections où l'organisme est infecté d'un poison quelconque, dans les fièvres paludéennes, putrides, malignes, etc., l'économie réagit pour expulser le poison qui l'imprègne, et son travail se compose d'une série d'efforts successifs, avec des intervalles de repos, ce que l'on a appelé accès.

Ainsi l'accès de goutte, suivant la proposition de Sydenham, est bien l'effort de l'organisme pour se débarrasser du corps étranger; les circonstances qui précèdent accompagnent et suivent l'accès, vont nous en fournir de nouvelles preuves.

Toutes les analyses de Garrod, nos analyses personnelles, démontrent une progression croissante dans la proportion de l'acide urique dans le sang, jusqu'à l'explosion de l'accès. Nous avons dit que l'inflammation, comme la fermentation, a pour effet de détruire l'acide urique. L'inflammation locale détruit donc l'acide urique sur place, et la fièvre et la réaction générale tendent à le détruire dans tout l'arbre circulatoire. Aussi, s'opère-t-il, même pendant le cours de l'accès, dans les périodes de rémission, des décharges partielles. Les urines, rares et foncées en couleur pendant le paroxysme, deviennent plus abondantes, plus limpides et renferment alors une notable proportion d'urée en plus. Quand l'accès prend fin, la détente est complète; l'excrétion urinaire augmente considérablement et le sujet reprend sa santé entière jusqu'à ce que, les conditions restant les mêmes, l'organisme reprenne peu à peu une nouvelle charge d'acide urique, laquelle donne lieu, après une période variable pour chaque sujet, mais ordinairement bien déterminée, à une nouvelle attaque. Les choses peuvent se maintenir ainsi pendant plusieurs années, même pendant toute la vie du sujet, mais c'est le cas le plus rare, et il faut en voir la cause dans la vigoureuse constitution de l'individu, les forces de réaction se maintenant dans une énergie suffisante pour éliminer, à chaque accès, tout ou la plus grande partie du poison (1).

Cette forme de goutte, avons-nous dit plus haut, à accès réguliers, avec intervalle de santé complète, est l'exception. Dans l'immense majorité des cas, tant par les progrès de l'âge que par les effets de la maladie elle-même, le sujet s'affaiblit, les accès diminuent d'acuité, perdent peu à peu leur rhythme, se rapprochent, et souvent chevauchent les uns sur les autres. Tout l'orga-

(1) Nous nous servons du mot poison pour exprimer l'effet délétère de l'acide urique ; mais il ne faut pas attacher à cette expression l'idée de toxique, l'acide urique n'agissant que comme corps étranger.

nisme s'imprègne plus ou moins de la matière; les troubles fonctionnels apparaissent et l'on observe l'une des formes variées de la goutte viscérale ou anomale.

Nous avons dit que le premier accès se montre le plus souvent sur l'articulation du gros orteil; nous avons dit aussi que les autres articulations tendent à se prendre successivement, et cela dans l'ordre de leur plus grand éloignement du centre; nous avons dit encore que toute attaque de goutte laisse toujours un dépôt plus ou moins considérable d'urate dans l'articulation envahie. Mais il ne faut pas s'y tromper, ce n'est point par le fait de l'attaque que le dépôt se fait; bien au contraire, l'attaque a pour effet de détruire le dépôt formé; seulement, le travail inflammatoire ne peut pas l'atteindre entièrement; celui qui se trouve le plus éloigné de la circulation active, sur le centre et la surface du cartilage diarthroïdal, échappe à son action. Nous insistons sur ce point, parce que, en lisant l'ouvrage de Garrod, il semble qu'il a voulu dire que chaque accès apportait une nouvelle couche d'urate dans l'articulation. Non, l'accès ne peut réussir à enlever la totalité de l'urate déposé avant lui, ce qui est bien différent.

Quand une articulation se trouve saturée, pour ainsi dire, une autre se prend, et ainsi de suite. N'est-ce pas là une confirmation éclatante de la théorie du dépôt comme cause de l'accès?

Quant aux dépôts qui se font en dehors des articulations, ceux qui se font dans le tissu cellulaire par rupture des vaisseaux et extravasation, ils sont remarquables, avons-nous dit, par leur bénignité. Les goutteux les regardent comme une cause de soulagement, et, en effet, la plupart du temps ils débarrassent l'articulation dont le jeu devient plus libre.

Ainsi, pour nous, le dépôt d'urate est la cause de tous les phénomènes locaux et généraux de l'accès. Voyons maintenant si l'excès d'acide urique dans le sang ne peut pas nous donner l'explication rationnelle des différentes manifestations de ce que nous avons appelé la goutte viscérale, et de toutes ces formes si variées que l'on a désignées sous le nom d'anomales.

Nous avons dit, quand nous nous sommes occupé de l'anatomie pathologique, que nous ne possédons, en France, qu'un petit nombre d'observations d'autopsies de goutteux. Presque toutes celles que nous avons relatées nous ont été fournies par les médecins anglais. Mais on ne saurait les mettre en doute quand elles sont signées de noms comme ceux de Perry, Budd, Lobstein, Bence Jones, Landerer, Told, Garrod, etc.

Plusieurs de ces observations se rapportent à la goutte de l'estomac, d'autres à la goutte du cœur, des poumons, du cerveau; le plus grand nombre à la goutte du rein, la mieux connue de toutes au point de vue des lésions organiques. Toutes ou presque toutes ces observations ont révélé la présence de l'urate de soude dans les tissus de l'organe envahi ou dans les liquides qui le baignent. Le rein goutteux en est, pour ainsi dire, gorgé.

Est-il possible, nous le demandons, de méconnaître ici la cause? Le corps du délit est palpable. Les lésions organiques, quand elles existent, peuvent-elles être rapportées à une autre cause que la présence de l'urate, et ne doit-on pas en inférer que lorsqu'il n'a existé que des troubles fonctionnels qui n'ont pas amené la mort, ces troubles correspondent à des altérations organiques, si superficielles qu'on veuille les supposer? Ici, il est vrai, le contrôle de l'anatomie pathologique fait presque complètement défaut, parce que ces accidents ne sont pas suivis d'une issue funeste. Cependant quelques cas de mort, survenus chez des goutteux par une cause étrangère à la goutte, ont démontré que les altérations organiques qui, pendant la vie, avaient provoqué des *lésions fonctionnelles*, étaient moins superficielles qu'on ne le suppose généralement.

Les médecins qui ne sont pas hostiles de parti pris à la théorie de l'acide urique, mais qui se refusent à en admettre toutes les déductions, sous prétexte du prétendu danger des théories physico-chimiques exclusives, reconnaissent comme cause de diverses affections qui sont sous la dépendance de la diathèse goutteuse, une certaine *discrasie* du sang, produite par la présence du principe morbifique dans ce liquide.

Discrasie, déviation, perversion de puissance, avouons-le, c'est là une expression éminemment vitaliste; elle exprime tout au plus un effet, non une cause. Tous les éléments ont leur rôle spécial pour assurer la crase du sang, ou, si l'on veut, son fonctionnement vital. Les différents sels qu'il contient ont pour mission, non-seulement d'entrer dans les diverses réactions, mais encore d'assurer, de maintenir la dissolution de tels principes dans la proportion voulue, d'en exclure d'autres dont l'excès deviendrait nuisible. Si une cause quelconque vient déranger l'harmonie, cette rupture d'équilibre se traduit par un trouble fonctionnel.

Mais l'acide urique n'est pas une matière toxique, ce n'est pas un principe de la nature des virus qui se propagent par fermentation ou par contact, et infectent en peu de temps toute la masse du sang. Sa présence dans le sang, même en excès, ne saurait expliquer les altérations organiques de la goutte viscérale, voire même les troubles fonctionnels. En effet, la plus forte proportion constatée dépasse rarement $\frac{1}{10,000}$. On a injecté dans le sang des quantités de sels divers, dix, vingt fois plus considérables, sans produire le moindre accident. Non, tant que l'urate de soude est maintenu en solution, il est parfaitement innocent, et d'ailleurs son élimination est assurée. Ce ne sont que les dépôts auxquels il donne lieu qui peuvent déterminer les lésions organiques et les troubles fonctionnels. Il ne se comporte pas autrement vis à vis des viscères que vis à vis des articulations. Il se dépose peu à peu dans l'intimité des tissus, et quand la surcharge est trop forte l'économie réagit pour se débarrasser du corps étranger.

Maintenant, autre question, celle-ci plus délicate, plus difficile en apparence : c'est celle des métastases, des rétrocessions, des répercussions. C'est le grand cheval de bataille des adversaires de la théorie de l'acide urique.

Comment, disent-ils, expliquerez-vous la rapidité, la soudaineté de ces transports? Une ou plusieurs articulations sont prises, tout à coup l'estomac ou le cœur ou le poumon est envahi et le mal abandonne l'articulation; celle-ci se reprend de nouveau et le viscère se trouve presque à l'instant dégagé.

S'il s'agissait d'un organe parfaitement sain, absolument intact, l'objection pourrait avoir une grande valeur; mais nous venons précisément de voir que toutes les observations de goutte viscérale bien constatée avaient présenté des désordres organiques de date déjà ancienne. Dès lors, est-il donc étonnant que, dans ces conditions, un organe puisse se prendre tout à coup sous l'influence d'une cause, en apparence très-légère? Pour l'estomac, par exemple, qui offre le plus grand nombre de cas de goutte viscérale, un petit trouble digestif suffit pour déterminer l'explosion. Pour le cœur, pour le poumon, une émotion vive, en portant un trouble immédiat dans la circulation, peuvent donner lieu à l'attaque. On sait que ces différentes causes peuvent être déterminantes de l'accès articulaire, à plus forte raison doit-on les admettre pour l'attaque de goutte viscérale. L'organe est tout disposé pour l'envahissement; la cause la plus légère, en apparence, peut suffire pour le déterminer.

Maintenant, qu'y a-t-il d'extraordinaire à ce que lorsqu'un organe central est gravement affecté, le mal semble abandonner la périphérie. Ce phénomène est-il donc si rare dans d'autres affections que la goutte? Ne voit-on pas, dans les maladies de peau, dans certains cas d'ulcères aux membres, ces affections s'amender ou même disparaître sous l'influence de phénomènes gastriques, et ceux-ci disparaître à leur tour dès que la maladie de la peau ou les ulcères se sont remontrés de nouveau. A la vérité, ces manifestations sont plus lentes qu'on ne l'observe dans la goutte. Mais ce n'est là qu'une question de temps : cette soudaineté, cet imprévu ne sont-ils pas précisément dans les allures de la goutte? N'avons-nous pas vu le premier accès débuter brutalement, sans avoir par aucun signe averti de son approche?

Et dans les accès subséquents, ne voyons-nous pas la goutte quitter brusquement une articulation pour se jeter sur une autre, et revenir de celle-ci sur la première? Doit-on, dès lors, s'étonner qu'elle se jette sur un organe central préparé de longue date pour la recevoir, souvent, il est vrai, d'une manière latente jusqu'au moment de l'explosion?

Quant aux transports qui semblent avoir pour point de départ une cause extérieure quelconque, ils peuvent aussi, croyons-nous, recevoir une interprétation rationnelle. Ces phénomènes qu'on appelle de répercussion, de rétrocession, s'observent à chaque instant en dehors de la goutte. Toutes les fois qu'un organe interne a été le siége d'une affection grave, souvent même quand, n'ayant été jamais sérieusement atteint, il ne présente qu'une susceptibilité nerveuse quelque peu exagérée, ne voit-on pas les causes extérieures retentir plus ou moins vivement sur l'organe en question? Chez les uns, c'est le foie ; chez les autres, c'est l'estomac, le cœur, l'intestin, la vessie, l'utérus qui ressentent le contre-coup extérieur. Un simple froid aux pieds détermine chez ceux-ci une diarrhée, chez ceux-là un rhume; chez d'autres, c'est la vessie, le rein, etc., qui subissent l'influence. Une commotion quelconque, une fatigue, une émotion suffisent pour déterminer des phénomènes plus ou moins graves du côté du cœur, du cerveau. Pourquoi donc, dans la goutte, surtout généralisée, des effets analogues ne pourraient-ils pas se produire, quand, par exemple, on applique de la glace, des sangsues, etc., sur les articulations envahies?

Nous ne nous dissimulons pas tout ce que ces explications peuvent avoir d'incomplet, de sujet à discussion. Certes, il reste encore bien des points discutables; mais qu'on veuille bien observer que la question d'origine de la goutte est de date toute moderne, que les observations sont encore bien peu nombreuses dans le sens de la théorie de l'acide urique comme cause de toutes les manifestations de la goutte, et l'on n'aura pas de répugnance à admettre qu'à mesure que les recherches s'étendront, la science finira par éclairer les points encore obscurs.

Pour nous, nous sommes persuadé que les travaux ultérieurs ne feront que confirmer ces données de la chimie animale. Voici, en effet, une affection qui semblait, il y a vingt-cinq ans à peine, se dérober à toutes les investigations. La chimie découvre les principaux éléments physiologiques qui servent à l'alimentation des divers tissus ainsi que ceux qui proviennent de la destruction de ces mêmes tissus. Parmi ces éléments, elle en saisit un qui semble donner la clé de tous les symptômes d'une affection dont on ignorait jusqu'alors l'essence. Faut-il donc abandonner ce fil conducteur si heureusement trouvé, oserons-nous dire? Et parce que quelques faits encore sont entachés d'obscurité, est-il sage de renoncer à les poursuivre? Nous l'avons dit, en commençant cette étude : les sciences d'observation, la chimie et la physique, sont les auxiliaires indispensables de la physiologie et de la médecine; c'est à leur concours que celles-ci devront un jour de saisir les autres éléments morbides qui leur ont échappé jusqu'à présent, et quand elles les connaîtront dans leur composition, leurs habitudes, leurs lois, elles seront bien près de trouver le remède pour les combattre. Tout ce qui est matière doit être l'objet de nos études, de nos travaux. Notre rôle, à nous, physiciens, chimistes, médecins, est de rechercher les lois qui régissent cette matière, tout en tenant compte de cette force mystérieuse qui préside à tous les actes de la vie organique, les dirige, les coordonne, mais dont l'essence doit nous être à jamais inconnue comme celle de toutes les causes premières. Mais la force vitale, après tout, ne met en jeu que des molécules matérielles. Ce sont les lois qui régissent celles-ci que nous devons essayer de découvrir par tous les moyens en notre pouvoir. La métaphysique, les sciences purement spéculatives ne peuvent rien pour nous. Et sans méconnaître tout ce qu'elles ont de grand, d'élevé, toutes les satisfactions qu'elles peuvent offrir à l'esprit, nous n'hésitons pas à déclarer que, loin de nous servir pour les progrès de la médecine et de la physiologie, elles sont plutôt de nature à les retarder, et cela, en nous détournant du but, l'étude des lois de la matière. Des recherches expérimentales, l'observation, l'analyse des faits, leur discussion et leur groupement en théories, telle est la vraie philosophie de la science.

Il nous reste maintenant à exposer le nouveau traitement que nous proposons pour la diathèse goutteuse, traitement auquel la théorie que nous venons de discuter a servi de base.

Traitement de la Goutte.

Pendant longtemps on s'est abstenu de traiter la goutte. L'attaque était regardée comme une crise heureuse et comme un préservatif contre d'autres maladies graves. Les médecins eux-mêmes professaient cette opinion. Sydenham a dit : *dolor acerrimum naturæ pharmacum* ; il avait vu tous les traitements énergiques, les purgatifs violents, les vomitifs, tous les remèdes secrets des charlatans, rester inefficaces, quand ils n'étaient pas désastreux. D'un autre côté, considérant l'attaque comme un effort d'élimination de la *matière peccante,* il proscrivait toute médication active qui pût entraver ce travail d'élimination.

Pendant tout le cours du XVIIIe siècle, l'opinion du grand médecin anglais fit loi et l'on s'abstint de toute médication contre la goutte.

Bien plus, la goutte eut ses prôneurs. On la chanta en vers et en prose, surtout en France. On félicitait les goutteux d'être favorisés de cette maladie qu'on croyait être un brevet de longue vie et une sorte d'immunité contre les autres maladies. Nous n'en sommes plus là aujourd'hui ; à part quelques dissidents, les médecins du XIXe siècle ont considéré la goutte, non seulement comme une affection des plus cruelles, mais encore comme présentant de graves dangers et abrégeant presque toujours l'existence.

Ce changement dans l'opinion des médecins tient moins, croyons-nous, à une altération du type fondamental, comme on l'a prétendu, qu'à une connaissance plus exacte de la nature de la maladie. En effet, lorsque nous parcourons les relations des médecins du dernier siècle, nous remarquons que presque toutes les observations portent sur des cas de goutte *franche, légitime,* à accès réguliers, avec intervalles de santé complète, et conservation du type pendant des périodes considérables, souvent jusqu'à un âge très-avancé. Aujourd'hui, les choses semblent avoir changé ; on observe bien plus rarement la forme normale. Est-ce la maladie elle-même qui a changé de caractère ? Nous ne le pensons pas. Le type vrai de la goutte aiguë s'est conservé à travers les siècles. Les descriptions que nous en ont laissé les anciens, il y a deux mille ans, nous la dépeignent avec tous les traits que nous observons aujourd'hui.

Le type est resté le même ; seulement, une connaissance plus exacte de la maladie a permis de rapporter à la goutte des états morbides que les anciens ne soupçonnaient pas pouvoir être sous sa dépendance.

Quelques médecins pensent que la principale cause

de l'apparente altération du type doit être vue dans cette disposition nerveuse, particulière, qui semble caractériser notre époque, disposition qui aurait sa source dans les excès de travail et de jouissance ; nous avons dit, au chapitre de l'étiologie, ce que nous pensons de cette opinion désolante de la dégénérescence de la génération actuelle.

Quoiqu'il en soit, presque tous les médecins sont d'accord aujourd'hui ; nous devons essayer de guérir la goutte, ou au moins de la soulager, sous peine de voir les goutteux tomber entre les mains des charlatans.

Mais la goutte est-elle guérissable ?

Cette question se rapporte à la diathèse, bien entendu ; car pour l'accès, cela ne fait pas doute. Nous possédons des moyens certains pour mitiger, enrayer même complètement l'accès. Mais, pour la diathèse, beaucoup répondent : Non, elle n'est pas guérissable, au moins, par des moyens thérapeutiques dans le sens absolu du mot. On cite quelques exemples de guérison spontanée, mais ils sont infiniment rares, et les conditions dans lesquelles s'est opérée cette guérison sont encore ignorées dans leur suite, leur enchaînement. Jusqu'à présent, on a admis qu'elle ne peut s'obtenir que par des moyens hygiéniques, le régime aidé de l'emploi de certaines eaux minérales, changement d'habitudes, de climat, etc.

Nous espérons que ce travail prouvera qu'il existe des agents thérapeutiques qui, s'ils ne guérissent pas radicalement et toujours, modifient, améliorent et guérissent quelquefois.

Revenons à l'accès. Le médecin doit-il le traiter ? Oui, s'il a le moyen de traiter la diathèse ; non, s'il abandonne la maladie à elle-même, une fois l'accès enrayé.

Ce serait revenir aux idées de Sydenham, de Cullen, de Mead.

Mais ce travail a précisément pour objet de proposer un nouveau traitement de la diathèse, traitement que nous employons depuis trois années avec un succès qui s'affirme de plus en plus, à mesure que nous multiplions nos observations. Plusieurs de nos confrères, à qui nous l'avons communiqué, l'emploient dans leur pratique particulière, et leurs observations viennent chaque jour confirmer les nôtres.

Donc, nous n'hésitons pas à traiter l'accès. Occupons-nous d'abord de celui-ci.

Parmi tous les agents thérapeutiques essayés contre l'accès, le colchique est, sans contredit, celui dont les effets sont les plus sûrs, les plus constants. On peut même dire qu'il est infaillible pour enrayer l'accès. C'est lui qui fait la base de tous les remèdes de Reynolds, Laville, Anduran, Lartigue, etc.

Le colchique, si puissant contre la goutte, semble complètement inerte contre le rhumatisme.

En revanche, le quinquina, qui modifie parfois si heureusement le rhumatisme, ne peut rien, souvent même est dangereux contre l'accès de goutte. C'est encore là un caractère de différence à noter entre les deux affections qui, d'ailleurs, en présentent bien d'autres, comme on a pu le voir dans le cours de ce mémoire.

Toutes les parties du colchique, — *colchicum autumnale*, — le bulbe, les fleurs, les semences, sont employées sous diverses formes pharmaceutiques, teinture alcoolique, vins, extraits, etc. Pour nous, nous n'employons que les semences, et sous une seule forme, la teinture alcoolique. Voici les raisons de cette préférence : Le bulbe est loin d'offrir la même proportion de principe actif selon l'époque de sa vie végétale, selon son état d'humidité ou de sècheresse. Les écailles diffèrent dans leur composition, suivant qu'elles sont plus ou moins rapprochées du centre.

Le médicament préparé avec le bulbe ne saurait donc présenter cette constance de composition si importante pour un agent aussi énergique.

Nous en dirons autant des fleurs qui, comme le bulbe, sont sujettes à présenter de notables variations dans la teneur en principe actif, suivant l'époque de leur récolte, le temps et les conditions de conservation.

Les semences, au contraire, toujours récoltées à l'époque de leur maturité parfaite, garanties par une enveloppe excessivement dure et résistante qui leur assure une conservation presque indéfinie, réunissent les meilleures conditions pour la précision du dosage.

Le colchique est un éméto-cathartique puissant. Il participe, en outre, à toutes les propriétés des narcotico-âcres. Le principe actif, ou plutôt les principes actifs n'ont pas encore été complètement isolés. La prétendue colchicine n'est pas une espèce chimique simple. Elle manque des caractères qui distinguent les vrais alcaloïdes végétaux : la cristallisation ou le point fixe d'ébullition. La matière est évidemment complexe. Elle réunit, il est vrai, toutes les propriétés de la plante ; mais la réunion même de ces propriétés est un argument contre la simplicité de sa constitution. Comment, en effet, admettre que la même substance simple puisse offrir des propriétés narcotiques analogues à celles de la morphine, quoique spéciales, et en même temps, des propriétés éméto-cathartiques des plus puissantes ? Nous pensons que la colchicine est formée par la réunion de deux principes, l'un narcotique, et dont l'effet thérapeutique ne porte que sur le système nerveux ; l'autre, de nature extractive, âcre, drastique au plus degré. Ces deux éléments sont-ils inséparables ? Non, nous ne le croyons pas.

Dans le but d'obtenir leur séparation, nous avons entrepris avec M. Roustan, professeur suppléant à l'Ecole de Médecine de Marseille, des recherches qui, bien que n'ayant pas encore fourni des résultats définitifs, nous font espérer cependant de pouvoir présenter, dans un avenir prochain, un médicament désormais privé de son principe éméto-cathartique. On connaît les effets désastreux sur l'estomac et l'intestin des préparations de colchique, pour peu que l'usage en soit quelque temps continué.

Jusqu'à présent, nous n'avons employé, dans notre pratique, que la teinture préparée avec les semences, et de la manière suivante :

1 kilog. de semences réduites en poudre grossière sont traitées par 3 kilog. d'alcool à 85. Après quinze jours de macération, la liqueur est passée et filtrée.

Si nous analysons les effets physiologiques du colchique, ils peuvent se résumer ainsi :

Effets immédiats : irritation gastro-intestinale. Effets médiats : sédation du système circulatoire, symptômes nerveux ; ivresse spéciale propre au colchique.

Tous les médecins sont d'accord aujourd'hui sur ce fait : Le colchique agit d'autant mieux contre l'accès de goutte qu'il irrite moins le tube digestif. En d'autres termes, ce sont ses effets nerveux qui importent, et non ses effets drastiques. A faible dose, il donne lieu à un ralentissement modéré de la circulation. Quel est son mode d'action sur la douleur et la fluxion goutteuse ?

Au bout de douze à quinze heures généralement, il calme la douleur, ou même il la fait cesser complètement. Est-ce en favorisant l'élimination de l'acide urique ? Les analyses de Garrod, de Bocker, de Hammond, ont démontré qu'il n'en est rien. Et, d'ailleurs, comment admettre qu'en quelques heures le phénomène d'élimination de la matière des dépôts puisse se produire, et cela précisément sous l'action d'un médicament qui modère le mouvement circulatoire et fait tomber la fièvre ? Est-ce l'action purgative qu'il faut invoquer ? Non, les autres drastiques sont sans effets, ou même nuisibles. L'action narcotique ? Non ; la plupart des narcotiques sont même dangereux et difficilement tolérés ; nous avons signalé les effets exagérés de l'opium dans la goutte. Du reste, l'opium arrête toutes les sécrétions, c'est déjà une contre-indication. Le colchique, au contraire, a une action diurétique incontestable. Il a, en outre, une action spéciale élective sur la douleur et la fluxion goutteuse.

Mais, nous l'avons dit, son emploi n'est pas sans danger. Si l'on prolonge son usage, il ne tarde pas à donner lieu à des phénomènes gastro-entériques plus ou moins graves. Il doit donc être administré avec les plus grandes précautions et à faibles doses, puisque l'on doit surtout éviter l'effet drastique. On ne doit pas, non plus, en prolonger l'usage au-delà de deux ou trois jours. Il est incontestable qu'il peut s'accumuler et produire, par suite, des phénomènes d'empoisonnement. Nos expériences sur des chiens auxquels nous avons administré pendant plusieurs jours cinq à dix centigrammes d'extrait de semences, ne nous laissent aucun doute à cet égard.

Toutes ces considérations nous ont conduit à renoncer à l'administration du colchique par l'estomac. Nous le donnons en lavements, et cette méthode nous met à l'abri de la plupart des inconvénients signalés plus haut. D'abord, nous avons l'immense avantage de ne pas compromettre un organe déjà trop menacé par la maladie elle-même. Ensuite, nous évitons un effet trop brusque, et tous les médecins savent bien qu'il y a danger à enrayer trop brutalement un accès. L'effet du lavement est plus tardif, plus modéré ; il ne se fait sentir généralement que quinze ou vingt heures après l'administration. Aussi, n'hésitons-nous pas à le donner dès l'apparition des douleurs.

Quelques précautions sont nécessaires pour assurer les effets de la médication. On commence par administrer un lavement simple d'eau froide ou à peine tiède, à l'effet de débarrasser, de laver l'intestin. Cinq minutes après que celui-ci a été évacué, on administre le lavement au colchique, celui-ci avec très-peu de liquide, pour qu'il puisse être conservé : cent à cent cinquante grammes d'eau au plus. La dose de la teinture de colchique est de quatre à huit grammes ; elle est réglée d'après l'intensité de l'accès et le temps de conservation du lavement.

Ce lavement peut être renouvelé deux et même trois fois dans les vingt-quatre heures.

Nous n'avons pas besoin de dire que pendant l'accès une diète sévère doit être observée.

Du moment où nous n'avons admis la médication au colchique que contre l'accès aigu, il est inutile d'ajouter qu'elle doit être absolument défendue dans les intervalles des accès, à plus forte raison, dans la goutte asthénique.

Nous ne parlerons pas des autres agents thérapeutiques essayés contre l'accès, la jusquiame, l'iodure de potassium, la teinture de gaïac, le sulfate de quinine, la vératrine, etc. Les uns sont inefficaces, les autres sont pernicieux. Les vésicatoires, les moxas, les sangsues, toutes les frictions irritantes, teinture d'iode, térébenthine, etc., doivent être absolument proscrits.

Le colchique doit suffire et suffit seul quand il est manié avec à-propos et prudence.

Traitement de la Diathèse.

L'idéal du traitement de la diathèse serait d'empêcher la production de l'acide urique, ou du moins de ramener cette production aux limites de la normale. Jusqu'à présent, les moyens dirigés contre la diathèse n'ont pas eu d'autre prétention que de détruire, ou plutôt de dissoudre l'acide urique déjà formé et de favoriser son élimination. On ne pouvait pas avoir d'autre but, puisqu'on n'était pas d'accord sur les conditions de sa formation. Jetons un coup d'œil rapide sur les diverses médications essayées; celle qui se présente la première est la médication alcaline.

L'acide urique existe dans le sang, presque en totalité à l'état d'urate acide de soude, une très-petite quantité à l'état d'urate d'ammoniaque. Il semble donc que l'ingestion de carbonates alcalins doit avoir pour effet de transformer l'urate acide en urate neutre, lequel est beaucoup plus soluble. Mais la base alcaline est loin d'être indifférente. En effet, l'urate de potasse est bien plus soluble que l'urate de soude, et celui de lithine l'est plus encore que celui de potasse. Ce serait donc aux sels de lithine qu'on devrait s'adresser de préférence. Garrod a plongé des morceaux de cartilages imprégnés d'urate de soude dans des dissolutions de chacun des trois carbonates, et il a constaté que l'urate était difficilement entraîné dans la dissolution de carbonate de soude; qu'il était dissous en partie dans la dissolution de carbonate de potasse, et enlevé avec assez de rapidité dans celui de lithine. M. Galtier de Boissières, dans sa Thèse (Paris 1859), a présenté des observations analogues.

On sait aujourd'hui qu'un grand nombre d'eaux minérales, notamment celles de Vichy, de Baden-Baden, de Vals, de Wilbach, renferment des quantités notables de lithine. De plus, MM. Bunsen et Kirchoff ont constaté par l'analyse spectrale la présence de la lithine dans le sang de l'homme et dans le lait. Rien ne s'oppose donc à ce qu'on administre la lithine. Quant à la potasse et à la soude, il n'est pas indifférent d'employer l'une ou l'autre. En effet, MM. Claude Bernard, Grandeau, Guttmann, ont démontré que les sels de soude sont bien mieux tolérés que ceux de potasse. Un gramme d'un sel de potasse injecté dans les veines d'un chien de moyenne taille, le tue; il faut, pour produire le même effet, trois grammes du même sel à base de soude. Si donc le carbonate de potasse a de l'avantage sur celui de soude comme dissolvant, son action physiologique défend de dépasser certaines doses et surtout d'en prolonger l'emploi. Quant au carbonate de lithine, on n'a pas dépassé jusqu'à présent la dose de quarante à cinquante centigrammes dans les vingt-quatre heures.

Les sels organiques à base de soude de potasse, de lithine, peuvent être substitués aux carbonates, puisque tous ces sels sont brûlés dans le sang et se transforment en carbonates.

Mais voyons quelle peut être l'action de ces carbonates introduits dans le sang en présence de l'urate de soude. Est-il vraiment possible d'admettre qu'à l'état de dilution extrême où ils sont, ils puissent avoir un effet dissolvant sur les dépôts d'urates, quand nous voyons avec quelle lenteur relative s'opère le phénomène alors que nous l'observons avec des dissolutions concentrées ? Il est encore moins admissible, comme on l'a prétendu, que les carbonates agissent en rendant les tissus alcalins et s'opposant ainsi aux dépôts d'urate.

D'ailleurs, il est un fait qui milite en faveur de l'opinion qui refuse aux carbonates une action dissolvante efficace sur les dépôts uriques. En effet, quand cette théorie des carbonates parut, on pensa avec raison que certains sels à réaction alcaline prononcée devaient se comporter comme les carbonates, et avec moins de danger si l'on s'adressait à ceux qui peuvent être tolérés à haute dose. Sous ce rapport, le phosphate de soude et d'ammoniaque se trouvait naturellement indiqué, et pendant quelques années ce sel a joui d'une grande réputation, surtout en Amérique. Mais on ne tarda pas à revenir de cet enthousiasme, et aujourd'hui ce médicament est presque abandonné.

Les effets dissolvants des alcalins sur les urates du sang et surtout sur les urates déposés dans les tissus, sont donc au moins contestables. Leur action se borne probablement à augmenter la sécrétion urinaire. Sous ce rapport, il est certain qu'ils peuvent rendre quelques services. Administrés à petite dose et très-dilués, ils sont encore prescrits par beaucoup de médecins. Mais il est deux cas de contre-indication bien manifestes. D'abord, on doit les proscrire absolument chez les vieillards; ensuite, quand il existe une altération des reins qui enlève à ces organes le pouvoir d'élimination, et rend, par conséquent, menaçante la cachexie alcaline.

Et cependant, les eaux minérales alcalines, au moins certaines eaux, continuent à jouir d'une grande faveur en France et en Allemagne. Nous pouvons dire d'une manière générale que les eaux salines sont absolument contre-indiquées. Leur emploi n'aboutit qu'à précipiter les accès. Quant aux eaux alcalines, les eaux de Vals, de Vichy, de Carlsbad, etc., elles peuvent améliorer l'état des goutteux encore jeunes et robustes. La plupart du temps, elles sont funestes à la goutte chronique. Dans tous les cas, les bains doivent être absolument défendus aux goutteux; ils ne manquent jamais de déterminer une attaque. Pour les autres eaux qui ont paru avoir quelques bons effets comme celles de Bath, de Tœplitz, de Contre-Xeville, de Balaruc, de Wilbad, de Wiesbaden même, qui jouit encore aujourd'hui d'une réputation qui le dispute à celle de Vichy, ce sont des eaux à peu près innocentes. Elles ont cependant un grand mérite, c'est de pouvoir être ingérées en très-grande quantité (plusieurs litres dans les vingt-quatre heures), sans fatiguer l'estomac. Là, peut-être, est tout le secret de leur action bienfaisante. C'est une question d'abondance de véhicule et non de principes dissolvants.

Pour les eaux ferrugineuses, est-il besoin de dire qu'elles ne peuvent convenir que dans les cas de goutte atonique, et alors seulement qu'il existe une anémie profonde ?

Les eaux sulfureuses, qui ont rendu de si grands services dans le rhumatisme chronique, paraissent définitivement impuissantes, ou même dangereuses, contre la goutte.

Pour nous, nous pensons que c'est surtout à la masse

de liquide ingéré que sont dus, pour la majeure partie, les bons effets des eaux minérales, même des eaux alcalines les plus réputées. Leur grand avantage est de pouvoir, grâce aux petites quantités de matières salines et d'acide carbonique qu'elles renferment, être absorbées en grande quantité, ce qui n'a pas lieu pour l'eau ordinaire, laquelle, au-delà d'une certaine dose, devient d'une digestion pénible. Il est bien entendu qu'il n'est pas question ici des eaux salines proprement dites, que nous avons dit plus haut être absolument contre-indiquées.

Nous ne dirons qu'un mot de l'iodure de potassium et du mercure. Le premier n'a jamais fourni que des résultats insignifiants, quand ils n'étaient pas désastreux. Il a, d'ailleurs, tous les inconvénients de la médication alcaline sans en avoir les avantages. Quant au second, on ne comprend même pas qu'on ait eu l'idée de l'employer. Nous avons vu deux cas de médication mercurielle sur des goutteux. Les résultats ont été déplorables.

Signalons, en terminant ce rapide aperçu des médications essayées contre la goutte, plusieurs remèdes qui ont eu quelque faveur dans ces derniers temps : l'infusion de feuilles de frêne, le macéré de café vert, de quinquina, etc. Nous ne nions pas que ces préparations ne puissent avoir quelques bons effets sur la goutte, surtout la goutte asthénique, grâce à leurs propriétés toniques excitantes, mais il est certain qu'elles ne peuvent être considérées que comme des adjuvants dans le traitement de la diathèse.

On le voit, dans toutes les médications proposées jusqu'à ce jour, on n'a eu en vue que de dissoudre, d'éliminer les produits de la maladie, mais non d'entraver la formation de ces produits.

Nous avons établi que l'acide urique était le résultat d'une oxidation incomplète. La première indication semblerait donc être de fournir à la réaction l'oxigène qui lui manque. Tel est le but que s'est proposé Schlutzenberg dans l'emploi du protoxide d'azote en dissolution dans l'eau. Mais il ne s'agit pas seulement d'ingérer de l'oxigène dans l'estomac, il faut encore, et surtout, que cet oxigène pénètre dans la circulation et sous une forme propre aux réactions.

Jetons un coup-d'œil rétrospectif sur le grand œuvre de l'oxigène dans l'organisme. Nous avons vu que la combustion de l'hydrogène, du carbone et des matières azotées neutres, ne s'effectue pas seulement dans le poumon, mais bien dans tout l'arbre circulatoire et surtout dans les capillaires généraux. C'est dans les capillaires que se passe tout le travail d'assimilation, de nutrition, de sécrétion dont l'oxigène est l'agent indispensable. L'oxigène, absorbé dans le poumon, se fixe surtout sur les globules. Il paraît qu'il s'unit en une combinaison très-faible avec l'hématosine, de façon qu'il peut abandonner facilement cette combinaison pour entrer dans les réactions. L'absorption de l'oxigène est en proportion de la richesse du sang en globules. La respiration est d'autant moins active que la proportion de globules est moindre. D'après les expériences de Fernet, le volume d'oxigène fixé par les globules serait vingt-cinq fois celui du volume dissous par le sérum. Il voit dans les globules les véritables régulateurs de la respiration, et c'est à leur présence que l'homme et les animaux supérieurs doivent d'absorber la même quantité d'oxigène, quelle que soit la pression. Le sérum serait surtout chargé par ses différents sels de régler la relation de dissolution des gaz.

Insistons sur ces considérations : l'oxigène est engagé dans une combinaison très-faible, ce qui lui permet d'obéir aux affinités diverses qui le sollicitent, et d'entrer dans les réactions précisément dans l'état le plus favorable aux actions chimiques à l'état naissant.

Les matières azotées neutres, transformées par le premier travail de la digestion en albumine, fibrine, caséïne, éprouvent une série de transformations successives dont le résultat final est leur passage à l'état de matière nutritive ou assimilable, dans laquelle chaque tissu de l'organisme puise ses éléments réparateurs. Quelle est la nature, quel est l'enchaînement de ces transformations ? Nous l'avons dit, nos connaissances sont encore bien vagues, bien incertaines à cet endroit. Nous connaissons le point de départ et le point d'arrivée ; mais le travail intermédiaire, nous en ignorons presque entièrement les détails.

Nous sommes un peu plus avancés en ce qui regarde les phénomènes de désassimilation, de dénutrition. Les matières organiques des tissus vieillis, pour être expulsées au-dehors, doivent reprendre la forme soluble, c'est-à-dire qu'elles doivent redevenir inorganiques. Elles éprouvent dans le sang, de la part de l'oxigène, et dans les tissus eux-mêmes, de la part de l'oxigène exhalé avec le plasma, une série de transformations, les unes transitoires, les autres définitives ; parmi celles-ci, l'acide urique et l'urée. Or, disons-nous, pour que toutes ces transformations s'exécutent dans leur enchaînement harmonique, il faut que l'oxigène, l'agent nécessaire, ne fasse pas défaut. Nous venons de voir que les conditions essentielles pour l'absorption de celui-ci étaient une bonne respiration, le maintien de la proportion normale et de la santé physiologique des globules.

Or, quel est l'agent thérapeutique qui semble avoir le plus d'influence sur le mouvement respiratoire, c'est sans contredit l'arsenic.

L'action physiologique de l'arsenic n'est pas encore parfaitement connue dans tous ses points. Cependant on semble d'accord pour lui reconnaître, soit par action de présence, soit de toute autre manière, une influence modératrice sur le mouvement respiratoire. Action de présence? Avouons qu'il est difficile de saisir la valeur de ce terme. Connaîtrait-on une action d'absence? Nous aimons mieux encore cette autre explication, bien qu'elle ne soit pas beaucoup plus claire, à savoir que cette sédation de l'hématocausie serait due à une action sthénique sur l'appareil vaso-moteur, parce qu'on trouve au moins là l'explication de ses propriétés fébrifuges, anti-périodiques. On s'explique aussi ses propriétés toniques réconfortantes ; une respiration calme, bien rhythmée, consomme moins de carbone et d'hydrogène, partant en laisse davantage pour la formation de la graisse.

On s'explique encore ce fait, en apparence extraordinaire, de l'usage qu'en font certains montagnards, en Styrie surtout, usage qui leur facilite beaucoup l'ascension des montagnes. La modération du mouvement respiratoire les garantit de cet essoufflement qui est le principal obstacle à l'ascension, à la course. Ces montagnards sont, d'ailleurs, remarquables par leur bonne mine, leurs belles couleurs, ce qui prouve, du reste, l'harmonie de toutes les fonctions organiques.

Ainsi nous ne nions pas l'action sthénique de l'arsenic sur l'appareil vaso-moteur, puisqu'elle donne l'explication des faits précédents, mais nous pensons que cette action sthénique est la résultante de ses autres propriétés physiologiques, de ses propriétés toniques, réconfortantes, réparatrices, quand il est administré à petites doses. Son principal rôle doit tendre à maintenir la normale des globules sanguins et à les entretenir dans les meilleures conditions physiologiques. Nous venons de voir que ceux-ci sont les régulateurs de toutes les fonctions de combustion.

Ce sont ces considérations qui nous ont conduit à faire de l'arsenic la base de notre traitement. Mais ici il ne s'agit pas de produire des effets rapides, immédiats comme dans les fièvres intermittentes, les névralgies, etc. Nous ne devons viser qu'à des effets lents, progressifs, continus. Aussi ne l'employons-nous qu'à des doses extrêmement faibles, non pas homœpathiques, toutefois, mais à des doses telles que nous pouvons en continuer l'usage indéfiniment sans le plus léger inconvénient. Nous avons des goutteux en traitement depuis deux ans et qui n'ont jamais accusé le plus léger symptôme de surcharge arsenicale.

Le composé arsenical que nous avons préféré est l'arséniate de potasse. Voici pourquoi : l'arséniate potassique (bi-arséniate) est anhydre, bien cristallisé et nullement hygrométrique, toutes conditions qui assurent la précision de son dosage.

A l'arséniate de potasse nous avons associé le chlorate de même base et le benzoate de chaux. Voici dans quel but : que devient le chlorate de potasse dans le système circulatoire? La plupart des physiologistes ont pensé qu'il le traverse sans altération. Ce qu'il y a de certain, c'est qu'on peut l'ingérer à la dose de plusieurs grammes sans qu'on remarque des effets immédiats bien appréciables. M. le professeur Gubler, cependant, croit qu'une notable proportion de ce sel est décomposée dans le système vasculaire, et il fonde son opinion sur des analyses d'urine faites après l'ingestion du chlorate, analyses qui lui ont toujours donné une augmentation dans la proportion du chlorure de potassium de l'urine. Il en a conclu que cette augmentation devait être rapportée à une quantité correspondante de chlorate qui a été dans le sang réduit en cédant l'oxigène, tant de son acide que de sa base. Nous avons répété les expériences de M. Gubler. Nous avons pris jusqu'à cinq grammes de chlorate de potasse dans les vingt-quatre heures, et chaque fois nous avons constaté une augmentation dans la proportion des chlorures normaux de l'urine. Cette augmentation, à la vérité, s'est toujours montrée très-faible; elle n'a jamais dépassé six à sept centigrammes. Nous devons reconnaître toutefois que nos analyses ne nous ont pas fourni une relation proportionnelle exacte entre la quantité de chlorate disparue et l'élévation du chiffre des chlorures. Mais on sait toutes les difficultés de semblables analyses, combien de causes de variations influent sur la composition de l'urine ; on ne peut vraiment compter que sur des résultats approximatifs.

Quoiqu'il en soit, nous admettons qu'une faible portion de chlorate est décomposée dans le sang, et livre tout son oxigène tant de sa base que de son acide. Or, l'oxigène naissant se trouve précisément dans les meilleures conditions pour entrer en réaction. Quelque faible que soit cette quantité, on doit observer qu'ici nous avons affaire à des infiniment petits. En effet, si nous remarquons que la plus forte proportion d'acide urique constatée dans le sang des goutteux ne dépasse pas 0g, 017 pour 1,000 grammes, ce qui ferait pour toute la masse du sang, en évaluant cette masse au plus haut chiffre admis par les physiologistes, $0^{g},435$. Or, ce chiffre de $0^{g},435$ est à peu près la moyenne de la quantité normale d'acide urique éliminé par l'urine dans les vingt-quatre heures. Maintenant si l'on se reporte à la réaction en vertu de laquelle l'acide urique se transforme en urée, on trouve que ces $0^{g},435$ d'acide urique exigent pour leur passage à l'état d'urée $0^{g},108$ d'oxigène et nous avons vu que les 3/5 de l'oxigène sont empruntés à l'eau décomposée dans la réaction. Donc, en résumé, il ne faudrait aux $0^{g},435$ d'acide urique, représentant la quantité totale de l'acide contenu dans le sang, pour le transformer en urée, que $0^{g},036$ d'oxigène.

Il nous semble que ces considérations sont de nature à faire admettre que quelques milligrammes d'oxigène par vingt-quatre heures, introduits dans le sang, peuvent bien aider le phénomène de métamorphose de l'acide urique, pour une certaine part, si faible qu'on la suppose.

Quant au benzoate de chaux, il est brûlé dans le système capillaire et traduit en carbonate ; il consomme donc une certaine quantité d'oxigène, et son association semble, au premier abord, une contradiction dans la composition du médicament, puisque, d'une part, nous cherchons à fournir de l'oxigène, et de l'autre, nous présentons une substance qui en absorbe une partie. L'objection ne nous a pas échappé ; aussi, avons-nous essayé sur quelques goutteux la préparation sans benzoate; ses effets nous ont paru moins concluants qu'avec les trois sels réunis.

On a, d'ailleurs, souvent employé les benzoates solubles comme anti-goutteux; on leur attribuait une certaine action dissolvante sur les composés uriques.

Ce qu'il y a de certain, c'est que lorsqu'on plonge dans une dissolution de benzoate de soude ou de chaux un gravier d'urate, on le voit bientôt se ramollir et devenir friable. Nous avons dit ce qu'il faut penser de l'action dissolvante des carbonates, du phosphate de soude, etc., sur les dépôts uriques dans les tissus organiques; les mêmes raisonnements doivent s'appliquer aux benzoates qui, en dernière analyse, ne peuvent agir que comme carbonates. Mais, outre leurs propriétés dissolvantes, fort contestables, les benzoates jouissent d'une certaine action diurétique, douce, bienfaisante, et cette action ne présente aucun des inconvénients des diurétiques minéraux ; c'est ce qui nous a décidé à le conserver dans notre formule.

Toutes ces considérations, nous ne nous le dissimulons pas, pourront soulever bien des objections; elles appellent de nouvelles et nombreuses observations. Aussi, ne les risquerions-nous pas, si elles ne reposaient que sur des spéculations théoriques; mais nous sommes en mesure de présenter les résultats d'une expérimentation qui date de plus de trois années, et nous n'avons pas que nos observations personnelles, mais celles aussi de plusieurs de nos confrères qui s'accordent à reconnaître que l'administration de notre liqueur a une action incontestable sur la diathèse goutteuse. Elle éloigne les accès, elle en diminue l'intensité et la durée, quand elle ne les conjure pas entièrement. Si le médicament a une action évidente sur l'accès, quelle ne doit pas être son influence sur tous ces désordres que nous avons vu se produire dans la plupart des cas de goutte ancienne, sur les formes si variées, si obscures de la goutte viscérale ?

Si quelques cas se sont montrés réfractaires pour

l'accès, et ils sont en bien petit nombre, l'action du médicament, comme améliorant la santé générale, n'a jamais été douteuse.

Que l'on conteste l'efficacité du chlorate de potasse et du benzoate de chaux, que l'on argumente contre le rôle chimique que nous leur avons assigné, nous le comprenons jusqu'à un certain point. Mais les effets de l'arséniate sur les fonctions de respiration, nous les croyons désormais hors d'atteinte, et nous avons l'assurance que de nouvelles observations ne feront que les confirmer.

Terminons par quelques indications de régime : nous sommes loin de prescrire aux goutteux un régime trop sévère. Nous sommes édifié sur l'inanité de pareilles prescriptions. Les goutteux, en général, sont trop portés aux jouissances sensuelles pour compter qu'ils puissent s'astreindre à une observance de toute la vie. Or, rien n'est préjudiciable comme un écart de régime. Tout est relatif : ce qui est la règle pour l'un est un excès pour un autre. Le genre, la quantité de nourriture diffèrent pour chacun. Et, d'ailleurs, si la goutte ne peut être guérie, ou seulement amendée, qu'au prix de toutes les privations, c'est à se demander si le résultat en vaut la peine, et les neuf dixièmes des goutteux préfèrent vivre avec leur mal que renoncer définitivement à toutes les jouissances de la vie matérielle. C'est ce qu'ils ont fait jusqu'à présent. Donc, nous nous bornons à recommander de s'abstenir de tout excès, et tout en conseillant aux sujets robustes et affectés de goutte aiguë un régime surtout végétal, nous ne leur défendons pas d'y joindre un peu de viande, surtout de viande blanche. En somme, aucune proscription absolue, pas même celle du vin, du thé, du café, en quantité modérée, bien entendu.

Pour le régime des boissons, nous recommandons de s'abstenir, autant que possible, de la bière, du cidre et des vins trop chargés. Les vins de Bordeaux sont ceux qui conviennent le mieux aux goutteux. Quant aux bières, nous prescrivons de s'adresser aux bières allemandes de bonne fabrication, et surtout non alcoolisées, comme elles le sont presque toutes pour assurer leur conservation et leur transport. Les bières acides doivent être absolument proscrites.

Pour les cas de goutte asthénique, nous prescrivons un régime tonique, fortifiant. Il s'agit ici de relever la constitution et de lui préparer des moyens de résistance.

Notre liqueur anti-goutteuse ne doit être prise qu'en état de santé; dans le cas d'une indisposition quelconque, on en suspend l'usage pour ne le reprendre qu'après que l'équilibre de santé aura été rétabli.

S'il survient un accès, on cesse l'usage de la liqueur anti-goutteuse pendant toute la durée de l'accès, lequel est traité comme nous l'avons dit.

Bien que nous soyons assuré par l'expérience qu'aux doses que nous prescrivons l'élimination de l'arsenic soit complète, cependant, par excès de précaution contre tout danger d'accumulation, nous suspendons tous les trois ou quatre mois, et cela pendant un mois, l'usage de la liqueur anti-goutteuse. On sait que cet espace de temps suffit à l'économie pour se débarrasser de toute trace d'arsenic, même après une médication arsenicale de 3 à 5 centigrammes par vingt-quatre heures, continuée pendant deux ou trois mois. Du reste, nous le répétons, l'usage de notre liqueur anti-goutteuse peut être continué durant des années sans le moindre inconvénient. Nous avons pris, pendant plusieurs semaines, quatre fois la dose maximum que nous prescrivons à nos goutteux, sans autre symptôme physiologique qu'une augmentation notable de l'appétit.

Le traitement doit durer plusieurs mois; on ne doit compter sur une modification appréciable que du troisième au quatrième mois, bien qu'elle se produise souvent dès les premières semaines.

On comprend, d'ailleurs, que le traitement doit être poursuivi d'autant plus longtemps que la goutte est plus intense, plus invétérée ; plus longtemps encore, quand elle est héréditaire, originelle.

Avant de publier ce travail, nous avons voulu qu'une expérimentation suffisamment prolongée eût prononcé sur la valeur du traitement qu'il a pour objet. Aujourd'hui nous croyons pouvoir, en toute confiance, le livrer à la publicité. Nous l'avons dit, nous n'avons pas que nos propres observations à présenter; depuis trois années que le nouveau traitement est en expérience, nous l'avons mis avec empressement à la disposition de ceux de nos confrères qui ont désiré en faire l'épreuve dans leur pratique particulière, et ont bien voulu nous fournir la relation écrite des cas observés par eux. Il résulte de leurs observations, comme des nôtres, que bien peu de cas se sont montrés réfractaires, et ces cas se rapportent, soit à des sujets trop enclins aux excès de toute sorte, soit à des gouttes généralisées, à accès tellement rapprochés qu'il devint impossible de faire usage du remède avec quelque suite.

C'est surtout dans les cas de goutte chronique que l'efficacité du traitement se fait sentir, alors que la constitution est déjà affaiblie soit par la maladie elle-même, soit par le fait des médications antérieures, la médication alcaline, surtout. L'amélioration dans la santé générale se fait remarquer souvent dès les premières semaines ; mais l'amendement dans les phénomènes goutteux se fait quelquefois attendre quatre et même six mois. La modification, d'ailleurs, on le comprend, est d'autant plus lente que la maladie est plus ancienne, que la constitution est plus profondément atteinte.

Les engorgements articulaires résistent avec une ténacité extrême. On s'explique, d'ailleurs, la lenteur avec laquelle doit s'opérer la résorption de ces engorgements, quand on considère que le phénomène de résorption est lié à une question de solubilité relative des composés uriques. Pour que le sang aille reprendre peu à peu, soit sur les surfaces articulaires, soit dans les tissus extérieurs à l'articulation, la matière des dépôts, la dissoudre, l'entraîner, il faut d'abord qu'il ait reconquis une partie de sa force dissolvante, c'est-à dire, que la formation d'acide urique ait diminué dans une certaine proportion ; il faut que le sang, non seulement ne contienne plus cet acide en excès, mais encore que la proportion relative qu'il en contient soit descendue de façon à lui laisser un certain excès de faculté dissolvante vis-à-vis des dépôts uriques. Nous en dirons autant pour les dépôts des viscères ; nous avons vu avec quelle lenteur la circulation parvient à entraîner les matières déposées dans les tissus viscéraux.

Toutefois le fait de résorption des dépôts est désormais hors de doute. L'observation la plus concluante à cet égard nous a été fournie par notre confrère le docteur Enault. Elle se rapporte à un sujet en traitement depuis deux ans. lequel avait les articulations des membres inférieurs affreusement empâtées ; les genoux surtout étaient d'un volume énorme, les mouvements étaient presque impossibles ; il portait, en outre, au coude un tophus gros comme un œuf de pigeon, qui gênait beaucoup le mouvement d'extension. Ce n'est qu'au commencement de la seconde année de traitement que la résorption des engorgements s'est manifestée. Aujourd'hui les pieds et les genoux sont revenus à leur volume à peu près normal et l'on sent partout les reliefs des articulations. Le tophus du coude est réduit à la grosseur d'une lentille.

Nous ne saurions trop le répéter, en finissant, la persistance dans le traitement est la première, l'indispensable condition du succès. Il s'agit ici, non seulement de ramener à la normale la direction des forces de réactions moléculaires perverties ou entravées, de maintenir désormais ces forces dans leur rhythme, dans leur succession harmonique; il s'agit encore, et surtout, d'entraîner, d'expulser les produits pathologiques résultant de ces réactions troublées, incomplètes, produits pathologiques dont la présence dans l'organisme est la cause prochaine ou éloignée de toutes les manifestations goutteuses. On comprend que ce double phénomène ne peut, ne doit s'opérer qu'avec une extrême lenteur. Et il faut qu'il en soit ainsi; toute action trop brusque pour provoquer l'élimination amène infailliblement des conséquences funestes, comme l'ont trop prouvé jusqu'à ce jour toutes les médications altérantes, énergiques, dirigées contre la goutte; comme le prouve, d'ailleurs, l'accès goutteux lui-même, qui n'est que l'effort, nous dirions presque la protestation de l'organisme contre l'élément morbide.

Ici, comme dans une foule d'autres maladies chroniques, le principal ennemi de la médecine est le malade lui-même. On ne se figure pas combien d'états morbides pourraient être heureusement modifiés si l'on apportait plus de persistance dans les moyens dirigés contre eux.

Mais la légèreté, la paresse, l'insouciance, les préjugés, sont les grands obstacles que rencontre le médecin. Croirait-on que notre traitement, si inoffensif, si simple, si commode, puisqu'après tout il se borne à ingérer chaque matin un demi-verre d'eau, a déjà rencontré bon nombre de goutteux qui, bien qu'ayant constaté une amélioration notable sous son influence, l'ont néanmoins abandonné sous prétexte d'ennui, de sujétion, que sais-je ? peut être aussi quelquefois sous prétexte de danger imaginaire, car nous ne pouvons nous dissimuler que nous avons encore contre nous le vieux préjugé : *On ne doit pas essager de guérir la goutte.*

Toutefois, il est vrai de dire que tous nos goutteux ne sont pas de cet avis ; au contraire, bon nombre d'entre eux, bien édifiés sur les conséquences immédiates ou éloignées de la médication, heureux du bien-être relatif qu'ils éprouvent, se résignent difficilement à en abandonner l'emploi, et protestent contre l'interruption de quelques semaines que nous leur imposons comme garantie contre toute danger d'accumulation. Ils craignent, non sans raison peut-être, que, pendant ce chômage, le principe du mal ait eu le temps de se reproduire et les expose à une invasion nouvelle avant que la reprise du traitement prophylactif ne les ait suffisamment prémunis.

CONCLUSIONS

1° La goutte est une maladie constitutionnelle, héréditaire ou acquise, de type essentiellement chronique, à manifestations plus ou moins aiguës (accès).

2° L'accès est l'effort de l'organisme pour se débarrasser du corps étranger qui l'imprègne.

3° La goutte a son point de départ dans un excès d'acide urique dans le sang.

4° L'acide urique et l'urée sont deux produits excrémentitiels, normaux, nécessaires. Ils proviennent tous deux de l'excès des matières azotées neutres, soit des aliments, soit des tissus vieillis de l'organisme devenus inutiles ou nuisibles.

5° L'urée est le dernier terme de transformation de ces matières; l'acide urique en est le terme anté-ultime. L'urée provient tout entière de la destruction de celui-ci, lequel, à mesure qu'il se forme, se traduit en urée, acide oxalique et allantoïne. L'allantoïne se détruit dans le système capillaire; l'acide oxalique passe en partie dans l'urine.

6° La transformation n'est pas complète; il reste une certaine quantité d'acide urique non décomposé. Quand cette quantité dépasse une certaine limite, sa solubilité est compromise dans le sang. L'acide urique combiné avec la soude, base si répandue dans tous les liquides organiques, tend à se précipiter, à cristalliser dans les points de l'arbre circulatoire les plus propices au phénomène, d'abord dans les articulations les plus éloignées du centre, et successivement sur les autres, et enfin sur les viscères.

7° Ce sont ces dépôts qui donnent lieu à toutes les manifestations qui constituent la goutte. L'accès, tant articulaire que viscéral, est déterminé par l'irritation, l'inflammation produite par le corps étranger dans l'intimité des tissus ; tous les phénomènes locaux et généraux correspondent aux lésions organiques, ou simplement fonctionnelles occasionnées par ces dépôts, en tenant compte de toutes les conditions accessoires, constitution, âge, sexe, maladies concomitantes, etc.

8° Bien que l'urée et l'acide urique se rencontrent dans tous les liquides d'excrétion, leur principal émonctoire est le rein; ils y arrivent tout formés ; le rôle du rein se borne à les séparer du sang, comme tous les autres matériaux qui doivent être éliminés.

9° L'excès d'acide urique dans le sang provenant d'un arrêt, d'une entrave aux dernières réactions d'oxidation, quelle est l'indication thérapeutique la plus prochaine? Fournir de l'oxigène.

10° Les globules sont les agents essentiels des fonctions d'oxidation. Chaque globule peut être considéré comme une entité organique. L'enchaînement harmonique de toutes les métamorphoses qui s'opèrent dans le sang est sous la dépendance du bon état de la santé physiologique des globules, dont le rôle principal, sinon unique, est de charrier l'oxigène et de le tenir pendant tout le circuit à la disposition des réactions.

11° L'agent thérapeutique qui semble avoir l'action la mieux établie comme régulateur des fonctions respiratoires, c'est l'arsenic, probablement par suite d'une légère action tonique excitante exercée sur les globules.

12° Par ces motifs, e médicament contre la diathèse goutteuse compose.

1° D'un sel arsenical ; réparateur, reconstituant des globules, action régulatrice des fonctions de combustion.

2° D'un chlorate ; source d'oxigène.

3° D'un benzoate; action dissolvante sur les composés uriques ; léger diurétique.

13° Contre l'accès, le colchique, le seul agent thérapeutique sûr, mais dangereux et devant être manié avec une extrême prudence.

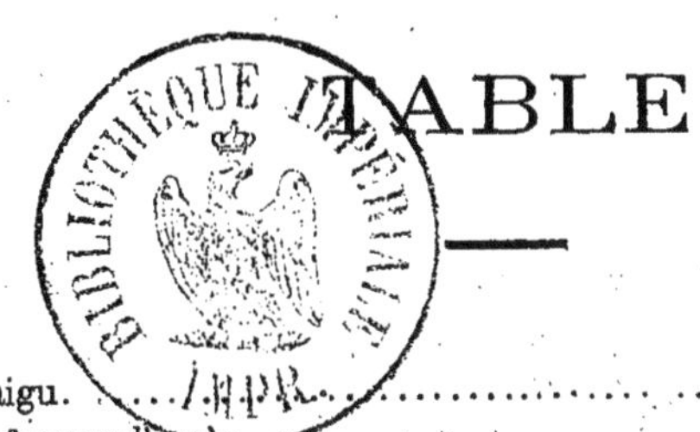

TABLE